潮湿相关性皮炎护理指引

王 静 杨亚平 / 主编

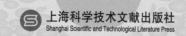

上海科学技术文献出版社
Shanghai Scientific and Technological Literature Press

图书在版编目（CIP）数据

潮湿相关性皮炎护理指引/王静，杨亚平主编．—上海：
上海科学技术文献出版社，2023
ISBN 978-7-5439-8707-4

Ⅰ.①潮… Ⅱ.①王…②杨… Ⅲ.①皮炎—护理 Ⅳ.
① R473.75

中国版本图书馆 CIP 数据核字 (2022) 第 208368 号

选题策划：张　树
责任编辑：王　珺
封面设计：留白文化

潮湿相关性皮炎护理指引
CHAOSHI XIANGGUANXING PIYAN HULI ZHIYIN
王　静　杨亚平　主编
出版发行：上海科学技术文献出版社
地　　址：上海市长乐路 746 号
邮政编码：200040
经　　销：全国新华书店
印　　刷：商务印书馆上海印刷有限公司
开　　本：650mm×900mm　1/16
印　　张：8.25
字　　数：99 000
版　　次：2023 年 3 月第 1 版　2023 年 3 月第 1 次印刷
书　　号：ISBN 978-7-5439-8707-4
定　　价：58.00 元
http://www.sstlp.com

编写委员会

主　编：王　静　杨亚平

副主编：陆宇霞　桑莉莉

编　者：王　静　杨亚平　孙　洁　王　娟

　　　　桑莉莉　李　凤　陆宇霞　李娜(呼吸科)

　　　　李　娜(五官中医科)　王剑琼　刘祝红

　　　　孙　颖　杨晓燕　唐安林　吕　坛

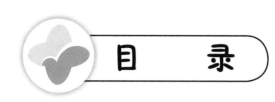

目　录

前　言

　　随着人口老龄化的加剧和疾病谱的转变，潮湿相关性皮炎的发生率与日俱增，也逐渐引起临床管理人员、一线医护人员、伤口造口护理专家乃至患者及家属的重视。我院（同济大学附属杨浦医院）护理部组织院内伤口护理专家及专科骨干，结合自身丰富的实践经验和临床实际需求，编写了《潮湿相关性皮炎护理指引》一书，以期为临床护理工作提供参考。

　　本书遵循坚持理论联系实践并以实践为主的原则，从潮湿相关性皮炎的概念入手，介绍其定义、病理生理以及临床表现，引出其与压力性损伤的鉴别诊断，并从皮肤评估、评估工具、护理用品的选择与使用、潮湿相关性皮炎的预防与处理等方面，汇总出相关管理规范；并对尿便失禁性皮炎的康复治疗以及潮湿相关性皮炎患者的疼痛管理进行总结；最后以临床经典案例的形式进行分享。本书资料详实，内容新颖，集先进性、科学性、实用性于一体，适合各级医院医护人员参考使用。

　　本书编者均为临床医疗护理专家，非常感谢全体编者的辛勤付出，也特别感谢一直以来全体医护人员的大力支持和积极参与。由于水平有限，书中难免会有疏漏之处，恳请广大护理同仁及读者提出宝贵意见。

王　静

2022 年 10 月

第一章　潮湿相关性皮炎概论

第一节　潮湿相关性皮炎的定义和分类

一、定义

2007 年由 Gray 等提出潮湿相关性皮炎 (Moisture-Associated Skin Damage，MASD）的概念，指皮肤长期暴露于潮湿环境（如尿液、粪便、汗液、伤口渗出液等液体）中所引起的皮肤炎症。

二、分类

根据潮湿的来源不同将 MASD 分为四大类，包括失禁相关性皮炎（Incontinence-Associated Dermatitis，IAD）、皮肤褶皱处皮炎（Intertriginous Dermatitis，ITD）、伤口周边处皮炎（Periwound Moisture Associated Dermatitis，MAD）和造口周边处皮炎（Peristomal Moisture Associated Dermatitis）。

（一）失禁性皮炎（IAD）

又称失禁相关性皮炎，是指皮肤长期暴露于尿液或粪便所造成的皮肤损伤。主要发生于会阴部、肛门周围、骶尾部、臀部、腹股沟、大腿的内侧等处。

（二）皮肤褶皱处皮炎（ITD）

又称间擦疹、摩擦红斑、褶烂或擦烂，是皮肤的褶皱部位由于温暖、潮湿、汗液刺激、互相摩擦等因素，致使局部血管扩张充血引起的皮肤炎症反应。好发于颈部、腋下、乳房下、脐周、腹股沟、会阴部、肛周、臀间沟、指和趾缝、脂肪皱褶处、关节曲侧面等部位。

（三）造口周边处皮炎（Peristomal Moisture Associated Dermatitis）

2011 年 Colwell 等人提出造口周边处皮炎是"从造口和皮肤的连接处开始的皮肤炎症或侵蚀，可向外延伸 10 厘米半径"，是最常见的造口周围皮肤并发症。

（四）伤口周边处皮炎（MAD）

是指由于接触伤口渗出液或伤口床内细菌产生的毒素而导致的慢性伤口周围皮肤的炎性反应和侵蚀。

由于暴露的潮湿源不同，四种类型的 MASD 发病机制和临床表现也不尽相同。近年来，随着世界范围内人口老龄化趋势的出现，MASD 越来越常见，给患者带来了巨大的痛苦，同时也增加了卫生系统的负担。对于潮湿相关性皮炎的研究也逐渐成为伤口护理的热点，但相关知识还有待进一步的探索和完善。

第二节　潮湿相关性皮炎的病理生理

皮肤是人体最大的器官，具有屏障、体温调节、维持内部稳态、控制身体水分进出等功能。其中皮肤的屏障功能主要是通过表皮（皮肤的最上层）的最外层，即角质层来实现的，可以有效防止有害物质和病原微生物的进入，并提供一个重要的防水屏障。角质细胞及其细胞间脂质以一种"砖墙结构"排列，角质细胞间由称为桥粒的蛋白质成分连接在一起。角质层还含有多种统称为"天然保湿因子"的物质，特殊的结构和物质能够调节水分进出角质层，防止过度水合和脱水。

研究显示，皮肤长时间过度暴露在潮湿环境中，细胞间脂质层和表皮角质形成细胞连接处的结构会发生改变，皮肤过度水化，导致对刺激物的屏障作用和对力的耐受性下降。在皮肤屏障功能损害的基础上，MASD 的发展是通过潮湿环境中的刺激物经皮渗透而发生的。其中的蛋白水解酶会加重皮肤屏障功能的损害，导致刺激物更易进入皮肤深层，而脂肪分解酶对蛋白水解酶具有协同作用。有研究表明，皮肤经蛋白水解酶处理后的经皮失水率为经生理盐水处理后的 2 倍，因而蛋白水解酶经皮渗透会引起内部组织损伤，且损伤程度与酶的浓度成正比。脂肪分解酶可能是通过破坏角质层表面的皮脂膜和细胞间脂质加速蛋白酶的经皮渗透，加重皮肤损伤。经各种酶类处理后的皮肤会出现有光泽弥漫性红斑，持续性红斑被认为是 MASD 最早出现的症状。

同时皮肤的酸性屏障（4＜pH＜6）在维持宿主微生物的平衡方面有着重要作用，完整的皮肤能阻止有毒细菌定植。当皮肤表面 pH 值升高时，酸性屏障性保护作用下降，增加了细菌繁殖和真菌侵入的机会。另外，粪便等排泄物中消化酶的活性随着皮肤 pH 增加而增强，进一步加重皮肤的刺激。潮湿环境使皮肤更容易受到摩擦力和剪切力等的机械损伤。有研究表明，一定范围内皮肤与接触面间的摩擦系数会随着皮肤水化程度的增加而增加。

一、失禁性皮炎（IAD）

Wund-D.A.CH 提出的专家共识中指出，引起失禁性皮炎的主要因素是尿液或粪便的浸渍、分解产生氨使皮肤 pH 值升高由酸性变为碱性、其中的消化酶破坏皮肤角质层并且在碱性尿液的刺激下活性增强、床单或粗糙材料的机械刺激、清洁不当、细菌感染等。

尿失禁诱导 IAD 的主要因素是其化学成分和渗透压。尿液中的氨会增加皮肤的 pH 值，多年来人们一直认为尿液中的氨会损害皮肤，近期研究表明，这种伤害实际上是由粪便细菌将氨转化为铵而产生的碱性 pH 造成的。

二、皮肤褶皱处皮炎（ITD）

主要是由于空气流通不畅而导致水分滞留在皮肤褶皱处，褶皱两侧的皮肤开始发生浸渍，使皮肤"黏"在一起，过度水合的角质层不会在相对的皮肤表面滑动，进而皮肤之间的相互摩擦增加，皮肤破损的同时易并发细菌和真菌感染，即使是正常的皮肤菌群也有可能成为致病菌。

三、造口周边处皮炎（Peristomal Moisture Associated Dermatitis）

碱性的粪便或肠液从造口底盘处渗漏而刺激皮肤，从而引起皮肤损害。造口袋装置可以在造口边缘皮肤与造口产生的粪便或尿液等排出物之间提供一个由水胶体构建的屏障，其吸收水分并充当物理屏障，随着造口袋使用时间的延长，造口排出物和汗液等会浸透和侵蚀固体皮肤屏障，使造口周边皮肤暴露，发生进一步的皮肤损害。造口袋密封的完整性损失后随着排出物与造口周边皮肤接触，会增加造口周边处皮炎的风险。造口排出物的性质和皮肤暴露的时间等多种因素将影响造口周边处皮炎的产生。造口术的类型影响其排出物的特性。例如与结肠造口术相比，回肠造口术产生的排出物的含水量更多、所含消化酶的浓度更高，因此皮肤暴露于回肠造口术的排出物可能比远端的结肠造口术造成皮肤损伤所需的暴露时间更短即可产生造口周边处皮炎。

四、伤口周边处皮炎（MAD）

伤口分泌物是由于渗透作用和流体静力学作用所引起的局部血管渗漏，从而造成伤口周边皮炎的发生。在伤口愈合初期炎症反应阶段，产生伤口渗出液是正常的，其化学成分中含有炎性介质、白细胞、生长因子、肝素结合蛋白、蛋白水解酶、组胺等。然而，一些伤口会产生大量渗出液，会对周围皮肤和整体的伤口愈合产生负面影响，其周围皮肤过度水化导致屏障受损，出现皮肤浸渍表现为苍白、膨胀、起皱，浸渍可最终阻止细胞在伤口表面迁移。由于渗出液中化学成分的侵蚀可进一步发生炎症。有研究表明，急慢性伤口产生的渗出液不同，皮肤受到的损害程度也不同，急性伤口的渗出液中含有蛋白水解酶，但酶活性往往不活跃，而慢性伤口在愈合过程中炎症期更长，且渗出液中含有更多的蛋白水解酶（如基质金属蛋白酶）和促炎因子，这些酶活性往往很活跃，也更容易使皮肤受损。

第三节　潮湿相关性皮炎的临床表现

相对于潮湿相关性皮炎的病理生理来说，其临床表现在过去的研究中并不是十分明确，而且各种类型之间的临床表现不尽相同。

一、失禁性皮炎（IAD）

IAD 和压力性损伤经常并存。专家共识指出，与压力性损伤离散的病变特征相反，IAD 往往表现为更大面积的完全表皮侵蚀。因此，IAD 可能使皮肤更容易受到压力、剪切、摩擦和机械剥离的损害。护理实践专家共识中强调：IAD 的临床表现以界限清楚，左右对称呈镜面效应的红斑为特征，有时伴有肿胀、水泡和皮肤破损。如伴发真菌感染，皮疹通常从中心部位向四周扩散，颜色为亮红色，点状丘疹或脓疱一般出现在延伸进正常皮肤的皮疹边缘。IAD影响的皮肤范围较大，并不只有会阴（肛门与外阴或阴囊之间的部位），尿失禁会影响女性大阴唇或男性阴囊的褶皱，以及腹股沟褶皱，大便失禁首先会影响肛周部位的皮肤，如臀裂和臀部，进而向上可延伸至骶尾部和背部，以及向下可延伸至大腿后部。

二、皮肤褶皱处皮炎（ITD）

最初表现为轻度红斑，通常以镜像方式出现在皮肤褶皱的每一侧。可以发展为更剧烈的炎症，包括浸蚀、侵蚀、渗出和结痂。其症状还包括疼痛、瘙痒、灼烧和气味。在儿科患儿中，当铜绿假单胞菌出现在足部患儿的腹股沟时，内衣中会出现明显的蓝色变色，有时称为"蓝色内裤征"，当A组-溶血性链球菌出现在患儿颈部、腋窝或腹股沟的皮肤褶皱中，表现为火红红斑和带有恶臭的浸渍。

三、造口周边处皮炎（Peristomal Moisture Associated Dermatitis）

在正常情况下造口周围皮肤无凹陷，表现为平坦的、皮肤完整干燥、无破损、无溃疡出现。当发生造口周边处皮炎时主要表现为造口周围皮肤发红、疼痛、有破溃渗液甚至是皮肤糜烂、感染出血。根据国际伤口创面评价标准造口周围刺激性皮炎的皮肤损伤程度可包括：0度：无变化；Ⅰ度：轻度红斑；Ⅱ度：明显红斑，斑状湿性皮炎；Ⅲ度：融合性皮炎，凹陷性水肿；Ⅳ度：溃疡，出血。

四、伤口周边处皮炎（MAD）

临床表现为伤口周边处皮肤（伤口边缘 4 厘米以内）出现浸渍，有红斑或者炎性反应。

可以看出，潮湿相关性皮炎与压力性损伤等常见慢性伤口的临床表现有着一定的相似度，因此，准确地鉴别并处理显得尤为重要。只有准确判断，并给予专业的医疗照护，潮湿相关性皮炎患者才能更快恢复，具体鉴别方式及护理措施详见后续章节。

第二章 潮湿相关性皮炎的鉴别诊断

第一节 潮湿相关性皮炎的诊断

一、概述

潮湿相关性皮炎（moisture associated skin damage，MASD）是用于描述皮肤损伤不同表现的总称术语。简单地说，它是一种刺激性接触性皮炎，按照潮湿的来源 MASD 分为四类：失禁相关性皮炎（incontinence associated dermatitis，IAD）、皱褶相关性皮炎（intertriginous dermatitis，ITD）、伤口周围潮湿相关性皮炎（periwound moisture associated dermnatitis）以及造口周围潮湿相关性皮炎（peristomal moisture associated dermatitis）（图 2-1）。

目前没有标准化工具来评估和诊断 MASD，各种类型的诊断依赖于临床观察和肉眼检查。初期 MASD 患者的皮肤会出现有光泽、弥漫性红斑，持续性红斑被认为是 MASD 最早出现的症状。故有学者推荐使用红斑指数作为识别皮肤浸润性病变的最佳指标。除了炎性红斑以外，浸润和瘙痒也是典型症状。随着病情的发展，患者还会感觉伤口处有明显的疼痛感，甚至皮损处出现严重溃疡。在明确 MASD 典型的症状和体征后，需要对患者进行细致的临床检查。

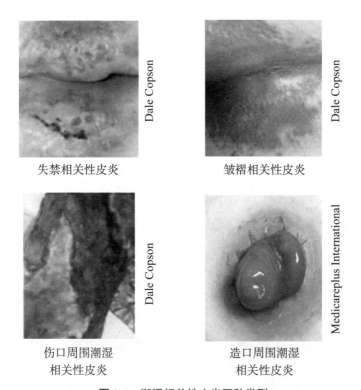

失禁相关性皮炎   皱褶相关性皮炎

伤口周围潮湿
相关性皮炎   造口周围潮湿
相关性皮炎

图 2-1 潮湿相关性皮炎四种类型

资料来源：由 Parnham 教授提供。

首先，临床医护人员需要检查患者全身皮肤皱褶处，包括颈部、腋下、乳房下、肘、肩胛下区、腰部、腹股沟、腹部脂膜、阴阜、膝盖后部、脚踝及趾间区等。对于全身皱褶处出现的皮炎，应当根据患者的病史以及皮损的临床表现来判断是否发生了 MASD。明确诊断后应当依据皮炎的类型采取相应的处理措施，进而延缓病情的发展，提高患者的生活质量。其次，对于造口患者的身体检查应当集中于造口处的皮肤颜色、完整性以及皮肤糜烂部位的形状、大小和分布情况，以判断是否发生了造口周围潮湿相关性皮炎。最后，对于伤口周围皮肤的评估应关注炎症处皮肤颜色的变化，伤口周围可能会出现炎症后色素减退或色素沉着。目前 MASD 的风险评估工具极少，2019 年 12 月，英国国家卫生和临床技术优化研究所认可了一种新的皮肤潮湿警报报告工具（S.M.A.R.T.）（图 2-2）。该工具总结并说明了四种类型的 MASD。它提供"轻度""中等"及"严重"三种皮肤损伤程度的简单分类术语，还明确了有关损害程度的定义，并重申了纳入结构化皮肤护理制度的重要性。

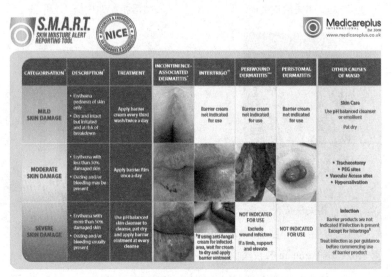

图 2-2　皮肤潮湿警报报告工具（S.M.A.R.T.）

资料来源：Medicareplus International。

二、潮湿相关性皮炎四种类型的诊断

（一）失禁相关性皮炎的诊断

失禁相关性皮炎描述的是暴露于尿液或粪便所造成的皮肤损伤。目前，对失禁相关性皮炎的诊断需要对患者进行细致的皮肤评估，根据皮损处的皮肤表现来判断。专家共识提出所有大小便失禁的患者应每天至少进行 1 次皮肤评估，或可根据失禁的发生频率及患者的情况进行调整。对大小便失禁的患者进行皮肤评估，评估部位包括会阴、臀部、大腿、下背部、下腹部和皮肤褶皱。评估内容包括患者皮肤颜色、皮损表现、患者主诉的不适感受、皮损处继发感染和好发部位等，并根据评估结果做出诊断，判断患者是否发生了失禁相关性皮炎，诊断依据如下。

1. 依据皮肤颜色诊断　IAD 的早期症状是皮肤颜色的改变，因受肤色的影响而表现不同。在浅色皮肤的患者当中，IAD 最早出现的症状是红斑，颜色从粉红色到红色不等。在较深肤色的患者中，皮肤颜色呈白色、紫色、深红色或黄色等。通常炎症部位没有清晰的界限，可能是不完整的斑块或连续的一大片。

2. 依据皮损表现诊断　由于潜在炎症的影响，未发生皮肤破损的 IAD 要比周边正常的皮肤皮温更高、组织硬度更加紧实。临床医护人员通过肉眼就可以观察到伤口周围散布着水疱或大疱、丘疹或脓疱。另外，表皮可能会有不同深度的受损，整个表皮可能会发生溃烂、真皮层外露并伴随渗出（图 2-3）。

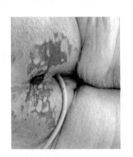

图 2-3　臀部皮肤破损周边皮肤红斑和浸渍
资料来源：由 Dimitri Beeckman 教授提供。

3. 依据患者自觉症状诊断　在受皮损影响的部位，IAD 患者会感觉不适、烧灼、疼痛、瘙痒或刺痛。即使表皮完好，患者也可能会感觉到疼痛。

4. 依据继发皮肤感染诊断　念珠菌感染就是一种最常见的与 IAD 相关的继发性感染。这种皮疹通常从中心部位向四周扩散，颜色为亮红色（图 2-4）。另外，卫星病灶（即点状丘疹或脓疱）也会出现在正常皮肤的边缘。

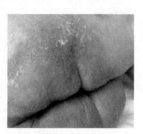

图 2-4　臀部、骶尾部和大腿的弥漫性红斑

资料来源：由 Heidi Hevia 教授提供。

5. 依据发生部位诊断　IAD 影响的皮肤区域广泛，范围可能远远超出会阴（肛门与外阴或阴囊之间的部位），这取决于皮肤接触尿液或粪便的程度。在尿失禁中，IAD 影响的区域包括女性大阴唇或男性阴囊的褶皱区域、腹股沟、下腹部以及大腿前部和内部。与大便失禁相关的 IAD 则源起于肛周部位，其通常涉及臀沟和臀部，并且会向上延伸至骶尾部和背部，向下则延伸至大腿后部（图 2-5）。

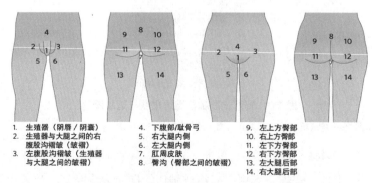

1. 生殖器（阴唇/阴囊）
2. 生殖器与大腿之间的右腹股沟褶皱（皱褶）
3. 左腹股沟褶皱（生殖器与大腿之间的皱褶）
4. 下腹部/耻骨弓
5. 右大腿内侧
6. 左大腿内侧
7. 肛周皮肤
8. 臀沟（臀部之间的皱褶）
9. 左上方臀部
10. 右上方臀部
11. 左下方臀部
12. 右下方臀部
13. 左大腿后部
14. 右大腿后部

图 2-5　受 IAD 影响的皮肤部位

资料来源：2015 年失禁性皮肤指南。

（二）皱褶相关性皮炎的诊断

皱褶相关性皮炎发生于皮肤的皱襞部位，多是皮肤皱褶处汗液集聚、且空气不流通所致。通过对患者皮损处的外观检查和详细的病史询问是精确诊断皱褶相关性皮炎的关键。外观检查应根据患者皮损初期和炎症反应期的表现、好发部位和高危人群进行综合分析，诊断依据如下。

1. 依据皮损初期表现诊断　皱襞处皮肤初期出现潮湿鲜红或暗红色的斑片，边界清楚，典型患者在皮肤皱褶的两面呈现"镜面"现象（图 2-6）。

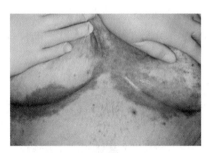

图 2-6　皱褶相关性皮炎

资料来源：由 Joachim Dissemond 教授提供。

2. 依据炎症反应诊断　随着皮肤的肿胀，表皮浸渍发白剥脱，皮肤发生浸润和糜烂，导致浆液的渗出，继而进展为溃疡。此期，对表皮层的损害可继发细菌和真菌感染，其中最严重的是酵母菌（念珠菌病）的真菌感染，会导致红斑边缘区域出现脓疱。此期是较严重的炎性反应，可伴有浸渍、糜烂、渗出和结痂等现象。

3. 依据好发部位诊断　病变通常在皮肤褶皱的两侧对称分布，好发于颈部、腋下、臀间沟、乳房下、脐周、腹股沟、关节曲侧面及肛周、指和趾缝等处。

4. 依据高危人群诊断　包括任何有皮肤皱褶的患者，如乳房下垂的女性患者、有皮肤皱褶的患儿、颈部粗短的运动员及肥胖患者等。

（三）伤口周围潮湿相关性皮炎的诊断

伤口周围潮湿相关性皮炎在临床工作中应重点关注糖尿病足溃疡、下肢静脉溃疡、压力性溃疡、恶性蕈状伤口和全层（Ⅲ度）烧伤等伤口周围皮肤的改变。并且根据伤口周围皮损的初期表现、患者的自觉症状和皮损处感染的类型进行诊断，诊断依据如下。

1. 依据皮损初期诊断　慢性伤口发生潮湿相关性皮炎时通常停滞在炎症阶段，伤口周围皮肤因炎症的浸润表现为苍白、白色和"皱纹"样的变化，受损的皮肤受炎症的影响产生红斑。另外，因为伤口渗出液的浸渍可以防止细胞在伤口表面迁移，所以会导致患者的伤口愈合时间和疼痛感延长（图 2-7）。

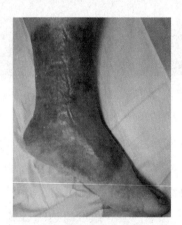

图 2-7　伤口周围潮湿相关性皮炎

资料来源：由 Joachim Dissemond 教授提供。

2. 依据患者自觉症状诊断　由于伤口周围的皮肤损伤和局部炎症反应，大约 25% 的患者会感到伤口周围疼痛。

3. 依据皮损处感染类型诊断　伤口周围潮湿相关性皮炎的皮

损处可能并发伤口浅表感染和深部感染。浅表感染：仅涉及皮肤和皮下组织，伤口浅层出现脓性分泌物，切口浅层分泌物培养出致病菌，并具备下列表现：疼痛或压痛、肿胀、红热。深部感染：累及伤口深部筋膜和肌层，伤口深部出现脓液，并具备下列表现：体温＞ 38 ℃，局部疼痛或压痛。

（四）造口周围潮湿相关性皮炎的诊断

造口周围潮湿相关性皮炎是最常见的造口周围皮肤并发症，多发生在术后 1 ～ 5 天。国外文献报告，造口周围并发症发生率为10% ～ 77%，其中 86.20% 左右的患者出现造口周围潮湿相关皮肤损伤。造口周围潮湿相关性皮炎的诊断需综合根据皮损早期和特征性表现、患者自觉症状和危险因素综合来判断，诊断依据如下。

1. 依据皮损早期表现诊断　造口 MASD 的炎症和皮肤的侵蚀开始于造口皮肤连接处，并且向外延伸使皮肤直接与渗出液接触。造口周围潮湿相关性皮炎早期表现为红斑、大片潮红、并伴有充血和组织水肿、长时间的浸渍导致皮肤剥落发生糜烂，甚至形成溃疡，局部存在剧痛（图 2-8）。

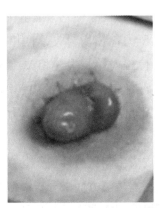

图 2-8　造口周围潮湿相关性皮炎

资料来源：Medicareplus International。

2. 依据皮损特征表现诊断　造口 MASD 特征性表现是红斑，伴有或不伴有皮肤和浆液性渗出液。皮损严重时可能会导致皮肤部分或全程组织和纤维组织的坏死。

3. 依据患者自觉症状诊断　当造口 MASD 炎症严重或皮肤被剥落时，患者有关瘙痒或灼伤感觉加重。

4. 依据危险因素诊断　下列因素会增加造口周围潮湿相关皮炎的发生风险：体位变化（站立、下蹲、仰卧）时造口皮肤发生皱褶；造口凸起的程度；不正确的造口袋使用和佩戴时间；出汗增加或暴露于外部潮湿环境（如游泳、洗浴）。

第二节　潮湿相关性皮炎与压力性损伤的鉴别诊断

近年来用于描述皮肤损害分类的术语发生了多次变化，无疑导致了混淆、临床实践不一致和记录保存无效。潮湿相关性皮炎与压力性损伤两者在各类皮肤损伤中很容易混淆，影响临床实践工作的开展。2005 年 Defloor 最早认识到区分潮湿相关性皮炎和压力性损伤的重要性，虽然这是有效的，但它未能解决压力性损伤与潮湿相关的疾病的区别，如压力性损伤与失禁性相关性皮炎的区别。另外，在四种潮湿相关性皮炎中，失禁相关性皮炎的发病率和患病率较高。根据国外的研究显示，IAD 的患病率在 5.6% ～ 50%，发病率在 3.4% ～ 25%。同时失禁也是导致压力性损伤出现的公认的风险因素，失禁相关性皮炎与 1 期、2 期压力性损伤的区分比较困难，有时失禁相关性皮炎会与压力性损伤共存。因此，文中从发病机制、危险因素和临床表现三方面来分析潮湿相关性皮炎和失禁性相关性皮炎与压力性损伤的区别。

一、潮湿相关性皮炎与压力性损伤的区别

（一）发病机制不同

潮湿相关皮肤皮炎（moisture associated skin damage，MASD）并不是一个新的概念。早在 2005 年，欧洲压疮咨询委员会（European Pressure Ulcer Advisory Panel，EPUAP）定义 MASD 为长期暴露于潮湿（尿液、水样便、伤口渗出液等）环境中而引起的皮肤炎症和（或）糜烂。随后，Gray 等将 MASD 定义为长期暴露于汗液、尿液、粪便或伤口渗出物、黏液、唾液等引起的皮肤红斑和糜烂等。按照潮湿的来源可将 MASD 分为四类：失禁相关性皮炎（incontinence associated dermatitis，IAD）、皱褶相关性皮炎（intertriginous dermatiti，ITD）、伤口周围潮湿相关性皮炎（periwound moisture associated dermnatitis）以及造口周围潮湿相关性皮炎（peristomal moisture associated dermatitis）。

压力性损伤（pressure ulcers，PU）也称作"压力性溃疡""压疮"，2009 年欧洲压疮咨询委员会（EPUAP）对压力性损伤进行了定义及分级，中间多次修订，在 2016 年 4 月在芝加哥举办的 NPUAP2016 压力性损伤分期共识会议中将压疮（Pressure Ulcer，PU）正式更名为"压力性损伤"，重新定义为：压力性损伤是指皮肤和深部软组织的局部损伤，通常位于骨隆突部位，或与医疗器械等相关，其可以表现为完整的皮肤或开放性溃疡，可能伴有疼痛。将压力性损伤分为 1 期压力性损伤、2 期压力性损伤、3 期压力性损伤、4 期压力性损伤、不可分期压力性损伤、深部组织压力性损伤、黏膜压力性损伤和设备相关压力性损伤。

2014 年美国国家压疮咨询委员会（National Pressure Ulcer Advisory Panel，NPUAP）指出 MASD 与 PU 的区别：MASD 是皮肤表面的

"自上而下"损伤，PU 是由压力和或剪切力"自下而上损伤"引起的皮肤下面和内部软组织的变化引起的损伤。因为压力在皮肤和深层软组织之间并不是均匀分布的，而是呈现为"压力锥"形式，同时由于深层肌肉组织对压力的耐受性相对较差，因此，压力性损伤在出现明显的皮肤溃疡之前，可能已经出现深层软组织的损伤（图2-9）。

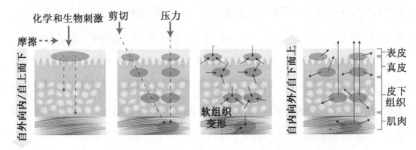

图 2-9　潮湿相关性皮炎与压力性损伤作用机理

资料来源：2015 年失禁性皮肤指南。

（二）危险因素不同

1. MASD 发生的危险因素

MASD 发生的危险因素主要包括潮湿源和机械作用力，其中各类 MASD 发生的主要危险因素有所差异。IAD 的常见危险因素是二便、皮肤与衣物、吸收产品间的摩擦。ITD 的诱发因素为汗液、大（小）便失禁，危险因素包括留置导尿管的尿道口漏尿、肥胖等。糖尿病、类固醇和广谱抗生素等也是 ITD 发生的相关因素，但尚未明确糖尿病和 ITD 之间的关系。造口周围 MASD 发生的主要因素是二便、汗液、外部的水分，此外 BMI、年龄也是其影响因素。伤口周围 MASD 的风险因素包括渗液的量、肝素结合蛋白、细菌和相关毒素、特定细菌产生的组胺，蛋白水解酶和伤口渗出液中的炎性细胞因子等。此外，造口袋的特性、更换时间、更换技术也会影响到造口周围 MASD 的发生。另外，摩擦力、机械剥离和移动或改变体位也会影响 MASD 的发生。摩擦力是 ITD 或 IAD 的主要作用力，而机械剥离对于造口周围或伤口周围 MASD 的发生显得更为重要。移动或改变体位时产生的摩擦也会引起潮湿皮肤的损伤。这可能与皮肤与衣物间，或其与吸收垫间的摩擦有关。有研究指出皮肤皱褶处、皮肤与衣物间或皮肤与吸收装置间等存在摩擦的部位，IAD 的发生更为严重。

2. 压力性损伤发生的危险因素

压力性损伤是多种因素共同作用的结果，主要包括外部因素、内部因素和诱导因素。外部因素包括压力、摩擦力、剪切力；内部因素包括年龄、低蛋白血症、皮肤因素等；诱导因素包括吸烟、大小便失禁、合并其他疾病等。另外住过 ICU、机械通气患者或其他医疗器械的使用都会增加压力性损伤发生的风险。

（1）外部因素：包括压力、摩擦力、剪切力以及潮湿环境等。通常是 2～3 种力联合作用导致。不论任何部位，局部压力达到足够大、时间足够长都可发生压力性损伤，故久处固定不动是压力性损伤发生的主要原因之一。压力是物体垂直作用在单位面积上的力，是引起压力性损伤最重要的原因。摩擦力是由两层相互接触的表面发生相对移动而产生的，可破坏皮肤的保护性角质层而使皮肤屏障作用受损。剪切力作用于皮肤深层，引起组织相对移位，切断供血使肌层、皮下组织和皮肤等全层组织损伤，形成剪切力性溃疡。潮湿环境可引起皮肤浸渍，会改变皮肤的弹性。大小便失禁，伤口的渗血渗液及汗液均可造成潮湿环境。有些潮湿环境，尤其是大小便失禁，会导致皮肤暴露于细菌和消化酶之中，使其 pH 值升高，从而增加了发生压力性损伤的危险。

1）压力：压力即物体垂直作用在单位面积上的力，是引起压力性损伤最重要的原因。当局部组织持续受压，如长期卧床或长期坐轮椅等，由于肢体移动受限、身体活动受限及感知觉障碍等原因，局部组织会因长时间承受高压力而导致微循环障碍，影响血液流动，引起软组织局部缺血、缺氧、代谢障碍；若进一步受压，可导致组织细胞变性、坏死而发生压力性损伤。有研究认为，这种压力作用是经皮肤由浅入深扩散，呈圆锥形分布，通过皮肤累及所有间质，传向内部骨骼，并指出最大压力可能出现在骨突处的周围，随着力的传导，周围组织受压情况将逐渐发展。

2）摩擦力：摩擦力指皮肤与衣服、被褥、坐垫等之间因相互移动而产生的力，是由两层相互接触的表面发生相对移动而产生的力，其方向与剪切力相反。摩擦力产生常见于：搬动患者时的不正确动作，如拖、拉、拽、推动作；床单位不平整，床单皱褶或有皮肤代谢物或碎屑物；坐轮椅时，皮肤受到床单和轮椅表面的逆行阻力而产生较大的摩擦力。摩擦力的大小随皮肤的潮湿程度而改变，少量出汗的皮肤摩擦力大于干燥皮肤，而大量出汗则可降低摩擦力。当发生皮肤组织浸润时，组织耐受性和抵抗力下降。

3）剪切力：剪切力是指作用于皮肤深层组织，施加于相邻物体的表面，引起相反方向的进行性平行滑动的力量。剪切力是横切方向上的机械力，是摩擦力的反作用力，可引起组织相对位移，能阻断局部的血流。剪切力因两层组织相邻表面间的滑行而形成，与体位有密切关系，当患者仰卧位抬高床头＞30° 或采取半坐卧位时间＞30分钟时容易导致身体下滑，与髋骨紧邻的组织将跟着骨骼移动。由于皮肤和床单间的摩擦力作用，使皮肤和皮下组织无法移动，使深部组织拉开、扭曲，从而导致皮肤与深部组织错位，如此便产生了剪切力。这种剪切力发生在深部组织中，可引起组织间相对移动，引起软组织在横切方向上的变形，血管被拉伸、扭曲和撕拉，导致局部血液循环障碍，造成皮肤组织严重损伤。

4）潮湿环境：潮湿是引起压力性损伤的另一重要因素。过度潮湿可造成皮肤破溃，诱发压力性损伤发生和增加感染的机会。皮肤持续暴露在过度潮湿的环境下，会引起皮肤和结缔组织浸润，皮肤的拉伸感下降，造成皮肤松软，弹性和光泽度下降，削弱皮肤角质层的屏障功能，皮肤易受摩擦力等外力所伤。尿液等的刺激是导致皮肤保护层破坏的主要因素。正常情况下，人体皮肤呈偏酸性，尿和粪便中的酶类分解其蛋白质产生氨，氨为碱性物质，可提升皮肤的 pH 值，使皮肤易受到外因的伤害，导致皮肤角质层的保护能力下降，使皮肤表面容易腐蚀，并增加细菌增殖和组织发炎的可能。

（2）内部因素：内部因素决定于软组织对机械力的敏感性，是通过影响皮肤的支撑结构、血管系统和淋巴系统来降低其耐受性，包括患者的基本生理状态、年龄、低蛋白血症和各种其他疾病的影响。

1）年龄：老年人是压力性损伤发生最常见的高危人群，老年人因皮下脂肪萎缩、变薄，弹性差，感觉反应迟钝导致皮肤易损性增加，局部受压后不能有效快速地恢复血流灌注等因素，相较于年轻人发生压力性损伤的风险更高。研究表明，随着年龄增长老年人运动以及认知功能减退，血管功能及血液循环功能下降，可导致皮肤组织微循环状态的改变，局部受压后难以有效快速恢复血流灌注等，这些变化增加了老年人发生压力性损伤的易感性。

2）低蛋白血症：低蛋白被认为是预测压力性损伤发展的独立危险因素，血清白蛋白水平降低不仅会导致组织修复能力受损和免疫力下降，还会导致机体发生营养不良性水肿，增加压力性损伤发生风险的同时也不利于压力性损伤的愈合。长期卧床及高龄患者的营养摄取不足均会影响伤口的愈合导致免疫力下降或因贫血、休克、糖尿病、高血脂改变血流而降低皮肤对压力性损伤形成的抵抗力，从而增加压力性损伤发生的危险。

3）皮肤因素：随着年龄增加，皮肤在解剖结构、生理功能及免疫功能等方面出现衰退现象。表现为皮肤松弛、干燥、缺乏弹性；皮下脂肪萎缩，分泌减少，感觉反应迟钝，导致皮肤易损性增加。

（3）其他因素

1）精神压力：心理应激状态下的心理反应，特别是较严重的消极反应如心理压抑、情绪打击等，可引起机体的应激反应，诱发或加重现有疾病。严重创伤不仅给患者身体造成强烈的应激反应，同时亦会影响患者的心理活动，进而造成免疫系统抵抗力下降，为压力性损伤的发生提供了机会。精神抑郁患者因忽视对皮肤的护理易发生压力性损伤。压力性损伤既损害了局部皮肤功能结构，也影响了患者心理活动，使患者产生悲观、失望、恐惧等不良情绪，进而增加了压力性损伤发生的危险性。

2）全身性因素：如心肺功能异常、外周血管性疾病、贫血、糖尿病合并其他疾病等可造成组织灌注不足，增加压力性损伤的危险性或影响压力性损伤的愈合。

3）急性应激因素：当机体受到创伤、失血休克等时，急性应激使患者体内代谢紊乱，引起机体的代谢改变和功能变化，包括糖代谢紊乱、激素分泌增加；免疫系统调动外周血中性粒细胞数量、分布和比例发生变化、细胞因子和趋化因子等释放增多等；同时，持续强烈的应激将导致细胞内稳态遭破坏，组织的抗压能力降低，由此引起一系列的病理变化是压力性损伤发生的基础。

4）矫形器使用不当：应用石膏固定和牵引时患者活动受到限

制，特别是当夹板衬垫放置不当、石膏不平整、矫形器固定过紧等情况出现时，容易导致血液循环受阻，局部组织受压缺血坏死从而造成压力性损伤发生。

（三）临床表现不同

潮湿性相关皮炎在临床上常与压力性损伤同时存在，难以区分，如不能进行准确区分，则会影响到患者后续治疗和护理管理。因此，正确认识潮湿相关性皮炎，了解其临床表现与压力性损伤，进行准确的鉴别诊断，对患者的预后十分重要。在临床对两者进行区分时，应当从病因、皮损形状、深度、颜色等方面进行分析。表2-1总结了潮湿相关性皮炎与压力性损伤之间的差异，可能有助于区分病情。

表 2-1　潮湿相关性皮炎（MASD）和压力性损伤（PU）区别

参数	潮湿相关性皮炎（MASD）	压力性损伤（PU）
原因	尿失禁（尿失禁相关皮炎）、汗液（皱褶相关性皮炎）、尿液或粪便（造口周围潮湿相关性皮炎）和伤口渗出液（伤口周围潮湿相关性皮炎）	垂直压力、摩擦力和剪切力的综合作用
部位	骶骨、会阴、造口、伤口边缘、皮肤褶皱、任何暴露于潮湿环境中身体部位	通常发生在骨隆突处
深度	皮肤浅层至部分深层	皮肤浅层至全层
形状	边界不清晰，形状不规则，存在弥漫区域	损伤部位的边缘，通常是圆形或常规形状
坏死	没有坏死	可能坏死
伤口基底部的颜色	红色，粉红色或白色不相等	深红色或栗色；非苍白性发红表现为红色或粉红色；黑色（出现坏疽）；紫蓝色（深部组织可能受到伤害）；
不规则溃疡	通常都存在不规则的溃疡	

1. 原因　潮湿相关性皮炎的发生需要"潮湿叠加"，即暴露于潮湿源的同时，还需要机械因素如摩擦力和潜在的病原微生物等其他因素的共同作用。在临床中大小便失禁是失禁性皮炎和造口周围潮湿相关性皮炎发生的主要原因；无法蒸发的汗液在皮肤皱褶处的聚集，导致皱褶相关性皮炎的发生；伤口渗出液使得慢性伤口周围皮肤发生炎性反应，是伤口周围潮湿相关性皮炎形成的主要因素。压力性损伤主要原因包括压力、摩擦力和剪切力。垂直压力造成皮肤缺血性损害，剪切力损伤的是深层的皮肤，而摩擦力损伤的是表皮。众所周知，外力引起的作用既取决于外力的大小，也取决于外力的作用时间。在压力、剪切力的作用下，皮肤和软组织是否会出现损伤还取决于其对外力的耐受性，软组织对压力和剪切力的耐受性可能受到微环境、营养、灌注、并发症以及软组织自身状态的影响。

2. 部位　潮湿相关性皮炎多发生于骶骨、会阴、造口、伤口边缘、皮肤褶皱处和身体中任何暴露于潮湿环境的部位。压力性损伤在表面和深部水平均有发生，多见于骨隆突处。

3. 深度　潮湿相关性皮炎是在潮湿源的作用下形成的自上而下的二维层面的皮肤损伤，皮损深度达到皮肤浅层至部分深层。压力性损伤是压力和剪切力作用下形成的自下而上的三维层面的皮肤损伤，皮损深度达到皮肤浅层至全层。

4. 形状　潮湿相关性皮炎皮损形态边界不清楚且不规则，多为部分缺损，因皮损区域弥漫存在，故很难使用敷料覆盖。压力性损伤部位的边界清晰明显，边缘形态规则，皮损通常是圆形或常规形状，常伴有敷料的使用，如安普贴、超薄敷料等。

5. 坏死　潮湿相关性皮炎因皮肤损伤深度达到皮肤表层或部分深层，故皮损多不伴有坏死，压力性损伤皮肤缺损多为部分或全层的，当全层皮肤损伤可能会出现坏死物。

6. 伤口基底部的颜色　潮湿相关性皮炎四种类型皮损区域的颜色不等，可呈现红色，粉红色或白色。不同分期压力性损伤的皮损颜色也不同，1期、2期压力性损伤会出现深红色、栗色或粉红色；3期、4期压力性损伤伴有皮肤全程的缺失，局部皮肤存在坏疽呈现为黑色；深部组织压力性损伤是指皮肤局部呈现持续指压不变白的深红色、栗色、紫色，或表皮分离后可见黑色创基或充血的水疱。

7. 不规则溃疡　潮湿相关性皮炎和压力性损伤两者都存在不规则溃疡。

二、失禁相关性皮炎与压力性损伤区别

2010年，欧洲压疮咨询委员会（EPUAP）和美国国家压疮咨询委员会（NPUAP）制定的压疮指南中明确提出，应该区分失禁性皮炎和压力性损伤。目前，学术界认为失禁相关性皮炎与压力性损伤存在许多共同的风险因素，失禁是导致压力性损伤发生的公认风险因素。

失禁性皮炎与压力性损伤在临床上一般同时发生，尤其是重症患者，失禁性皮炎与压疮均好发于臀部等部位，所以医护人员很难将失禁相关性皮炎与压力性损伤（1期或2期）进行鉴别诊断。需要明确的是，如果患者没有失禁，则病情不属于失禁相关性皮炎。失禁相关性皮炎是一种"自上而下"的损伤，即损伤从皮肤表面开始，而压力性损伤则被认为是"自下而上"的损伤，即损伤从下方软组织和皮肤的内部变化开始。虽然失禁性皮炎与压力性损伤通常同时存在，但是两者在概念、病因、发生机制和临床表现等方面存在明显不同，具体的鉴别方法见表2-2。

表 2-2　失禁相关性皮炎（IAD）与压力性损伤（PU）的区别

参数	失禁相关性皮炎（IAD）	压力性损伤（PU）
病因	小便失禁或者大便失禁	暴露于压力、剪切力、摩擦力
症状	疼痛、烧灼、瘙痒、刺痛	疼痛
位置	影响会阴、生殖器周围、臀部、臀沟、大腿上部内侧和后方、下背、可能会延伸到骨突处	通常覆盖骨突出或与医疗设备的位置相关
颜色	深色皮肤表现为深红色；浅色皮肤表现为淡红色或浅红色；呈斑点状，不均匀分布，四周皮肤表现为粉白相间	深红色或栗色；非苍白性发红表现为红色或粉红色；黑色（出现坏疽）；紫蓝色（深部组织可能受到伤害）；
形状	呈弥散性，表现不规则、镜面性	边缘或边界清晰
深度	主要为浅表层，可累及表皮、真皮	部分皮层、甚至全部皮层，可累及皮下组织、肌肉以及骨骼
边界	不清楚	清楚
分泌物	无	伴有大量脓性渗出物
坏死组织	未出现坏死组织	伴有坏死腐肉、黑色坏疽
其他	可能出现继发性浅表性皮肤感染（如念珠菌感染）	可能出现继发性软组织感染

1. 病因　IAD 患者一定存在大便或小便失禁，而 PU 患者则是由于组织长期受到压力、剪切力和摩擦力所致。失禁患者如果不能有效收集大小便，大小便长期接触皮肤，或是使用透气性差的收集或吸收用品，发生 IAD 的风险较大。IAD 和 PU 还会同时发生，当皮肤暴露于尿液、大便或皮肤存在 IAD 时，对压力、剪切力和摩擦力的耐受性会明显降低，发生 PU 的概率会增加。

2. 症状　IAD 症状表现取决于损伤的深度和患者的感知程度，其主要症状表现为疼痛、烧灼、瘙痒和刺痛。不同分期压力性损伤表现不同，患者将疼痛描述成火烧样、针刺样、尖锐的、刺痛样的慢性疼痛，往往在换药时加剧。

3. 位置　IAD 的部位取决于皮肤与大小便接触的程度，最常见部位为会阴部和生殖器周围。尿失禁患者 IAD 还可能到达下腹部，大腿前侧和内侧，而大便失禁导致的 IAD 可能会达骶尾部和背部或大腿后侧。PU 则通常发生在骨隆突处（医疗器械导致的 PU 除外）如骶尾部、足跟、坐骨结节等部位。

4. 颜色　IAD 患者局部皮肤可呈完整、干燥或潮红、脱皮，在不同皮肤人群中表现不同，在深色皮肤人群中，皮肤可呈现为深红色；浅色皮肤表现为淡红色或浅红色，或是皮肤呈斑点状，不均匀分布，四周皮肤表现为粉白相间。不同分期的压力性损伤的皮损颜色也不同，1 期压力性损伤会出现指压不变白的红斑；2 期压力性损伤创面的基地部呈现粉色或红色；3 期、4 期压力性损伤伴有皮肤全程的缺失，局部皮肤存在坏疽呈现为黑色；深部组织压力性损伤是指皮肤局部呈现持续指压不变白的深红色、栗色、紫色，或表皮分离后可见黑色创基或充血的水疱。

5. 形状　由于大小便能到达的部位都有可能出现 IAD，因此 IAD 的边缘弥散，形状不规则，参差不齐。而 PU 则主要集中在某一受压点处，呈环状，边缘规则。

6. 深度　IAD 多为部分皮层损伤，即表皮和真皮受到侵蚀，较为表浅；当合并有摩擦力时，则会出现表皮和真皮的剥脱。1 期压力性损伤皮肤完整；2 期压力性损伤皮肤出现部分皮层破损，也可以是完整或者破溃的浆液性水疱；3 期、4 期压力性损伤为全皮层破损，可见皮下脂肪、骨骼肌肉等，有的还出现黑痂，黄色坏死组织。

7. 边界　IAD 的边界不清楚且不规则形状是弥散的，压力性损伤的形状是局限的，边界清楚。

8. 分泌物　IAD 多为部分缺损，无分泌物渗出。3 期、4 期压力性损伤伴有全层皮肤缺损和裸露，由于感染会有大量脓性分泌物渗出。

9. 坏死组织　IAD 多为浅表层皮肤损伤，即表皮和真皮受到侵蚀，较为表浅，故皮损多不伴有坏死。3 期、4 期压力性损伤皮肤全层皮肤和组织的缺损，局部也可有腐肉和（或）焦痂等坏死物。

10. 其他　IAD 可继发表皮的感染，致病菌多为金黄色葡萄球菌或白色念珠菌，表现为白色点状的卫星结节；而 PU 则可伴有软组织感染，表现为组织红、肿、热、痛并出现脓液。

总之，失禁性皮炎与压力性损伤在病因、皮损发生的部位、深度、形状和伤口基底部的颜色等方面具有明显的区别。在实际临床工作中可以综合分析视诊、触诊、病史及临床表现等方面内容，以提高鉴别诊断的准确率，制订正确的治疗方案及护理措施，进而减少患者的痛苦，提高患者的生活质量。

第三章　潮湿相关性皮炎的管理规范

第一节　潮湿相关性皮炎的危险因素

近几年来，潮湿相关性皮炎日渐成为护理界的研究热点。潮湿的环境使皮肤变得脆弱、抵抗力下降，与此同时，不同类型的潮湿液体对皮肤造成的损伤也不同。潮湿相关性皮炎（moisture-associated skin damage，MASD）是由潮湿所导致的皮肤相关的炎症。引起皮肤潮湿度增加的原因有很多，目前国际上按照潮湿的来源不同，将 MASD 分为四大类：失禁性皮炎、皮肤褶皱处皮炎、伤口周边处皮炎、造口周边处皮炎。本章节，我们将着重介绍潮湿相关性皮炎的危险因素，为临床提供指导，从而更加有效地预防潮湿相关性皮炎的发生与发展。

一、失禁性皮炎危险因素

失禁性皮炎的主要危险因素可以分为以下三类：组织耐受性下降、皮肤所处的环境和患者认知力是否正常，具体如下：

1. 老龄：年龄并不是 IAD 的独立危险因素，需要与其他因素共同作用才会导致病变。

2. 皮肤干燥症：有研究结果显示，皮肤干燥症使老年住院患者发生 IAD 的风险增加了 1.52 倍，降低了皮肤屏障功能和耐受性。

3. 组织耐受力：有研究发现，神经外科失禁性皮炎患者由于病情严重，组织耐受性差，更易增加 IAD 发生率，老年患者皮肤中的胶原蛋白和弹性纤维含量较低，水分流失过多，导致皮肤抵御外界刺激的能力下降。

4. 患者的自理能力：能否自行上厕所，能否意识到自己需要上厕所。是否存在活动减少、认知能力下降、个人卫生无法自理的情况。

5. 限制装置的使用：使用封闭性护理产品，如尿不湿、不透气的尿垫等尿液收集产品。

6. 大小便失禁：

（1）小便对皮肤的影响：皮肤有正常的 pH 值，呈现弱酸性，只有在这个状态之下，皮肤才能够抵御外界各种刺激，维持相对较好的弹性、光泽，尿液成分中 95% 以上是由水构成的，其中含有的尿素氮能够改变皮肤的 pH 值，使其呈碱性，不利于皮肤发挥正常功能。有研究发现，单独的尿失禁不是 IAD 发生增加危险的预测因子。

（2）大便对皮肤的影响：粪便中含有蛋白水解酶和脂肪分解酶，水样粪便呈现明显的碱性，含有大量的活性酶，削弱皮肤角质层的保护作用，破坏皮肤的屏障功能。

因此，尽量避免皮肤长期暴露于湿性环境，使皮肤处于适宜的温度、湿度、pH 值中。有研究结果显示，粪尿失禁是 IAD 发生的直接危险因素，二便失禁 IAD 发生风险高于单纯尿/粪失禁，粪便中的酶和尿素协同产生影响，破坏力更强。失禁类型和失禁频率都和 IAD 的发生发展息息相关。

7. 不当的清洁产品：在大小便后使用含有乙醇或香精的产品清洗皮肤，会刺激皮肤，导致皮肤变得异常脆弱。

8. 皮肤刺激物的影响：研究表明，一定范围内皮肤与接触面间的摩擦系数会随着皮肤水化程度的增加而增加，因此，需要减少皮肤与床单、衣物以及尿布等之间的摩擦力，减少拖拉拽等不当的动作。

9. 健康问题：贫血、低蛋白血症等严重疾病，同样也是发生失禁性皮炎的高危因素。

10. 药物因素：有相关研究发现，使用抗菌药物会使得患者罹患 IAD 的风险高出 2.662 倍，使用免疫抑制剂会导致皮肤变薄，肠内营养不耐受引起腹泻，从而增加 IAD 的发生风险。两种以上联合用药使 IAD 的发生风险增加了 1.69 倍，住院 30 天以上使 IAD 的发生风险增加了 1.74 倍，分析原因是住院时间长的老年患者多为慢性病共病，且联合用药会使 IAD 的发生风险增加。

二、皮肤褶皱处皮炎危险因素

皮肤褶皱处皮炎可能发生在身体的任何部位，常见的部位有腋窝、腹股沟、趾缝及女性乳房下方等。肥胖、糖尿病、免疫性疾病及生活不能自理均是其高危因素。

1. 年龄：随着年龄增加，皮肤角质层变薄、皮脂分泌减少，对皮肤的自我保护和抗压能力下降。

2. 汗液和摩擦：机械因素可能促进 MASD 的发展，导致表皮的剥脱，对于 ITD 患者而言摩擦是最主要的外力，研究表明，一定范围内皮肤与接触面间的摩擦系数会随着皮肤水化程度的增加而增加。比如，新型冠状病毒感染疫情防控期间防护装备所致医护人员潮湿相关性皮炎，大量出汗所致的潮湿是其最重要的原因，主要集中于头面部、腋下、腹股沟等部位，可以发现其高发于皮下脂肪缺乏的部位，密闭的防护装备难以挥发汗液，长时间浸渍使皮肤角质层软化、脱落，湿的皮肤增加了皮肤表面与衣服之间的摩擦系数，当医护人员抢救患者快速走动时摩擦力增加，进一步加重皮肤损伤。研究发现，男性医护人员的发生率高于女性，大部分男性对皮肤保养的重视度低于女性，在受到压力、潮湿影响时更容易受到伤害。3级防护岗位发生率最高，其次为2级防护，1级防护发生率最低。防疫期间，心理压力较大，导致抵抗力下降，也是一个不可忽视的危险因素，详见"医护人员潮湿相关性皮炎"章节。

三、伤口周边处皮炎危险因素

正常情况下，伤口愈合的炎性期会产生渗液，但并不会对伤口及周围皮肤造成损害，只有当渗液量过大或渗出液过于黏稠且渗漏至伤口周围皮肤才会导致伤口周围皮肤损伤，伤口周边处皮炎的评估应先明确高危患者的类型。有研究发现，慢性伤口渗出液中含有更多的蛋白水解酶，这种酶类非常活跃，容易导致患者皮肤损伤。

高危患者包括老年、免疫系统受损、有皮肤病的患者，或曾遭受过环境损伤、患有先天性疾病如大疱性表皮松解症、术后依从性差的患者，术后伤口大量渗液、反复刺激可引起皮肤炎症、红肿、瘙痒或疼痛等不适。容易发生伤口周边处皮炎的伤口类型包括下肢静脉性溃疡、压力性损伤、糖尿病足病等，每次更换敷料时未做到准确评估伤口周围皮肤，要注意皮损和炎性反应在不同的肤色可能表现不同，皮损在白色皮肤上表现为红色或棕色，而在黑色或棕色皮肤上则可能表现为黑色或紫色。敷料选择不正确和更换时间不合适都会导致伤口渗液接触伤口周围皮肤时间过长。揭除敷料引起的皮肤剥脱伤也是引起皮肤炎性反应、水肿和疼痛的高危因素，揭除敷料引起的皮肤损伤会破坏皮肤的屏障功能。

四、造口周边处皮炎危险因素

造口周围潮湿相关性皮炎是最常见的造口周围皮肤并发症，发病率高达 69% ～ 72%，且在造口术后早期及晚期均易发生。

1. 皮肤刺激：主要与排泄物渗漏、刺激与浸渍、长期佩戴造口底盘等因素有关。

2. 造口用具：造口产品应用不当或腹部皮肤不平整，造口用具与皮肤粘合不紧密，造口底盘密封性较差，粪便渗漏诱发粪水性皮炎或皮肤接触造口用品后诱发过敏性皮炎，造口袋底盘未裁剪至合适大小，未合理使用皮肤保护剂，受专业限制与知识缺乏，多数患者独立更换造口护理用品时缺乏对造口及周围皮肤评估的意识与能力。

3. 运动：患者运动情况，特别是水上运动，导致造口袋粘贴不牢。

4. 饮食：不合理的饮食或药物调整不当，导致造口排泄物的量多且较稀，佩戴时间过长导致渗漏。

5. 体重 / 体型：有研究发现，体重减少或增加高于 5 千克时会引起直肠癌永久性造口患者体型尤其是腹部脂肪分布改变，导致原造口不匹配新的腹部形态，引起造口回缩、凹陷，周围皮肤皱褶增多，更易诱发造口周围皮炎。

6. 并发症：合并糖尿病和其他造口并发症（包括造口旁疝、造口出血、造口回缩等），也容易导致造口周边处皮炎。合并糖尿病时高糖的环境可促进真菌、细菌等的生长，致使直肠癌永久性造口患者发生皮肤感染、血管病变、周围神经病变等并发症风险大大增加，更容易引发造口周围皮炎。合并造口旁疝时由于造口器材使用较为困难，粪便外漏风险增加，易引起周围皮肤炎症，诱发造口周边处皮炎；而造口回缩、凹陷好发于回肠造口，与体重变化过大、肠系膜较短、游离欠充分、过早去除环状造口支架、造口周边缝线过早脱落或固定性欠佳、造口周边愈合不良等有关，通常造口内陷于皮肤表层，存在较高的粪液渗漏风险，致使频繁清洗、摩擦等各种外源性刺激增多，促使皮肤表面酶活性异常上升，定植细菌数量增多，造口周围皮炎发生风险较高。

7. 放化疗：放化疗所致不良反应会导致皮肤脆性增加、皮肤自我修护缓慢，发汗异常、皮肤附属组织功能障碍等情况会诱发真菌感染和毛囊炎，放化疗不良反应可造成造口周围神经感觉减退、缺失，引起自我感觉障碍，导致患者造口管理能力欠佳，同时胃肠道不良反应致使排泄异常，导致造口袋渗漏等风险加大，更易引起造口周围皮炎，术前造口定位不准确、造口师未定期指导，也成为发生造口周边处皮炎的危险因素。

因此，在临床工作中，我们首先要明确高危因素，锁定高危患者，重在预防。

第二节　潮湿相关性皮炎的皮肤评估

皮肤是人体可见器官中最大的器官，在正常代谢中发挥非常重要的功能，它覆盖在人体表面，直接与外界环境接触，具有屏障、排泄、调节体温、保持水和电解质平衡、感受外界刺激等作用。皮肤屏障功能是皮肤最重要的功能之一，可以防止外部有害因素入侵，防止体内营养物质及水分的流失。然而当这一功能受损时，皮肤不能有效阻止外界过多的液体进入皮肤，就会引起浸渍。皮肤过度暴露于水分会损害屏障的完整性，使刺激物容易渗透到皮肤深层，增加皮肤的摩擦系数，使其易受摩擦力或剪切力的损伤。

皮肤问题目前是临床实践中常见的护理问题之一。传统经验认为，皮肤的损伤归因于外界压力、摩擦力引起的皮肤局部缺血、溃疡，或者外周血管、神经疾病导致局部皮肤发生溃疡。但另外一个重要原因往往会被人忽视，即水分（或潮湿）。过多体液浸渍所造成的皮肤损伤不仅增加了患者的痛苦，而且还加重了患者的经济负担，同时也对护理工作带来了重大挑战。

潮湿相关性皮炎是各种液体对皮肤的刺激，降低了皮肤屏障功能，从而使其更易受到物理、生物因素的影响而发生皮肤侵蚀和炎症。全面询问患者病史、通过视诊对患者皮肤进行评估，是明确潮湿相关性皮炎的主要手段。

1. 失禁相关性皮炎（IAD）

失禁相关性皮炎任何年龄阶段均可发生，其影响的皮肤范围不限于会阴部位。所以在患者入院时，我们应该对患者易发生 IAD 的区域，包括肛周、臀裂、左右上臀、左右下臀、左右大腿后侧、外生殖器、下腹部 / 耻骨上、左右腹股沟、左右大腿内侧的皮肤进行评估，查看患者皮肤是否完整，有无出现发红、水肿、水疱、糜烂、感染等征象（图 3-1）。

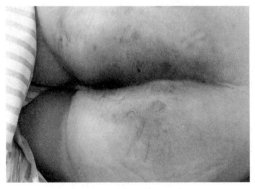

图 3-1　失禁相关性皮炎

2. 皮肤褶皱处皮炎（ITD）

皮肤褶皱处皮炎（ITD）易发生于湿热季节，好发的部位有颈部、腋下、乳房下、脐周、双侧腹股沟、臀间沟、肛周、关节曲侧面及指（趾）缝等。皮肤褶皱处的汗液不能及时蒸发，皮肤与皮肤或皮肤与衣物之间不断的摩擦，大大增加了褶皱处皮肤潮湿相关性皮炎的风险。好发于任何有皮肤褶皱的患者，乳房下垂的女性患者、有皮肤皱褶的患儿、颈部粗短的运动员及肥胖患者等。责任护士应在入院时对患者进行全面的皮肤评估，嘱患者应尽可能躺平，对所有的皱褶及皱褶的整个区域进行检查。ITD 通常表现为轻度的皮肤红斑，典型者在皮肤皱褶的两面呈现"镜面"现象。严重者可伴有浸渍、糜烂、渗出和结痂等现象。症状还表现为疼痛、发痒、烧灼感和异味等。

3. 伤口周围潮湿相关性皮炎

伤口周围潮湿相关性皮炎是由于接触伤口渗出液或伤口床内细菌产生的毒素而导致的慢性伤口周围皮肤炎性反应和侵蚀。正常

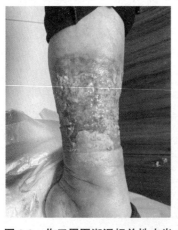

情况下伤口愈合的炎性期会产生渗液，但并不会对伤口及周围皮肤造成损害，只有当渗出液量过大或渗出液过于黏稠渗漏至伤口周围皮肤时才会导致伤口周围皮肤的损伤。对于老年患者、免疫系统受损的患者、有皮肤病的患者、曾经遭受过环境损伤或患有先天性疾病的患者（如大疱性表皮松解症）等高危患者，每次更换敷料时都要对伤口周围皮肤进行评估，并将其作为伤口

图3-2　伤口周围潮湿相关性皮炎

处置的一部分。伤口周围皮肤常由于过度水化变成白色或灰色，同时变软并出现皱纹。为了预防伤口周围潮湿相关性皮炎，每次更换伤口敷料时都要评估渗出量、敷料选择及更换时间是否合适。

4. 造口周围潮湿相关性皮炎

造口周围潮湿相关性皮炎可能延伸至造口周围 10 厘米的范围。引起造口周围潮湿的来源包括尿液、粪便、汗液以及外部来源的水分。造口周围并发症的发生率为 10% ～ 70%，其中造口周围皮炎为最常见的并发症。责任护士在为患者进行造口底盘更换时，应关注造口周围皮肤的颜色和完整性，然后观察皮炎或皮损的位置、性状、尺寸及分布情况。评估患者造口周围皮肤受损面积（造口底盘所覆盖的皮肤面积的百分比）和严重程度，根据患者造口周围皮肤情况，选择合适的敷料及造口底盘，确定造口底盘的更换频率，促进创面的愈合。

所以，在患者入院时，医生都应对患者进行皮肤评估，以检查潮湿相关性皮炎的迹象（图 3-3）。对于大小便失禁，或者是存在

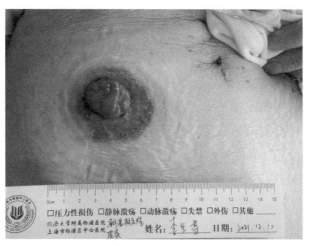

图3-3 造口周围潮湿相关性皮炎

高风险因素的患者，每天至少评估一次，或根据患者失禁频率及危险因素增加评估的次数。评估时应特别注意皮肤褶皱或经常发生潮湿的区域，包括会阴、臀部、大腿、下背部、下腹部等。观察内容包括皮肤有无颜色、温度、硬度改变，有无浸渍、红斑、水疱、丘疹、脓疱、溃烂、剥脱、真菌或细菌性皮肤感染的迹象，有无烧灼、疼痛、瘙痒或刺痛感等。

随着医疗水平的提高，患者对护理质量的要求的也不断提高，及时对皮肤进行评估，落实相应的防范及治疗措施，从根源上改善，从而达到有效治疗的目的。

第三节　潮湿相关性皮炎评估工具

目前，潮湿相关性皮炎的评估工具比较多，主要分为风险评估和严重程度评估，但大多没有中文翻译，以下是几种常见的潮湿相关性皮炎评估工具。

1. 失禁相关性皮炎干预工具（Incontinence-Associated Dermatitis Intervention Tool，IADIT）：是为了促进失禁相关性皮炎的评估和管理而提出的，该工具通过提供图片以便临床医护人员将患者的实际状况与图片比较，从而区分出轻度、中度、重度失禁相关性皮炎，以及是否合并有真菌感染，同时也给出了不同程度失禁相关性皮炎的护理措施。已有研究证实该工具具有较好的信度，建议将该工具用于临床医护人员的教育培训以促进失禁相关性皮炎的预防和管理。该工具目前尚无中文版。

2. 直肠周围皮肤评估工具（Perirectal Skin Assessment Tool，PSAT）：主要是用于评估失禁相关性皮炎的严重程度。此工具主要采用描述性的语言记录，包括皮肤颜色、皮肤的完整度、损伤大小、患者的全身症状，以及由于失禁所致的皮肤损伤情况。该量表缺乏信、效度检测的相关信息，且使用镇静剂、无意识的患者不能应用此量表进行评估。该工具目前尚无中文版。

3. 会阴部皮肤状况评估量表（Perineal Assessment Tool，PAT）：用于评估失禁相关性皮炎的发生风险。该量表由四部分组成：包括刺激物强度、刺激物持续时间、会阴部皮肤状况、相关影响因素（有无低蛋白血症、抗生素使用、管饲饮食、艰难梭状芽孢杆菌感染等）。评分标准采用 Likert 3 点计分法，各部分评分从最佳至最差评为 1～3 分，总分 4～12 分，分值越高表示发生失禁相关性皮炎的风险越高。该量表已有中文版，并进行了信效度验证，是目前比较适合临床应用的失禁相关性皮炎风险评估量表。

4. 失禁相关性皮炎皮肤状况评估表（IAD-Skin Condition Assessment Tool，IAD-SCAT）：主要是对失禁相关性皮炎患者的皮肤状况进行分类。该工具主要依据皮肤的破损范围、皮肤发红的等级以及糜烂深度进行严重等级的评估，其中皮肤破损范围与皮肤发红采用 0～3 分计分，糜烂深度则是 0～4 分计分，总分越高表示失禁性相关性皮炎越严重。该工具目前尚无中文版。

5. 失禁相关性皮炎皮肤损伤评估量表（Incontinence-Associated Dermatitis Severity Instrument，IADS）：可用于评估失禁相关性皮炎容易发生的 14 个区域，部位包括：肛周皮肤、臀裂、右上臀、左上臀、右下臀、左下臀、外生殖器（阴唇或阴囊）、下腹部 / 耻骨弓、右腹股沟皱褶（生殖器与大腿之间的皱褶）、左腹股沟皱褶（生殖器与大腿之间的皱褶）、右大腿内侧、左大腿内侧、右大腿后侧、左大腿后侧。此量表用于评估已发生失禁相关性皮炎的区域，其严重程度采用 Likert 5 级评分法（0 分 = 无失禁相关性皮炎，1 分 = 粉色，2 分 = 红色，3 分 = 红疹，4 分 = 皮肤破损），总分 0～56 分，分值越高，表明局部皮肤损伤越严重。根据所有发生皮炎区域的总得分以判断失禁相关性皮炎的严重程度。此量表有助于护士识别、评估失禁相关性皮炎的严重性，是一个有效、可靠的评估工具。目前已通过汉化，中文版 IADS 具有良好的信、效度，可用于临床失禁性皮炎患者皮肤损伤的评估。

6. 失禁相关性皮炎分类工具（IAD Categorization Tool）：是 2015 年失禁相关性皮炎国际专家共识中提出的，建议对于失禁相关性皮炎的评估应在皮肤损伤程度和严重性的基础上，分为三级：

1.0 级　无失禁相关性皮炎：皮肤完好，无发红；与其他身体部位皮肤比较无差别。

2.1 级　轻度失禁相关性皮炎：皮肤发红，完整；红斑、水肿；

3.2 级　中重度失禁相关性皮炎：皮肤发红，受损；水肿，水泡，大疱，皮肤糜烂、剥脱、感染。

第四节　潮湿相关性皮炎护理用品的选择与使用

四种类型 MASD 的共同致病因素在于皮肤暴露于潮湿环境中，最重要的预防措施是避免皮肤过多接触液体环境。目前一致的观点认为，管理潮湿环境下皮肤损伤需遵循以下几点：（1）干预性皮肤护理方案，去除皮肤刺激，使其固有的保湿屏障功能最大化，保护皮肤免受进一步暴露于刺激物中；（2）使用一些装置或产品带走皮肤表面的多余水分；（3）保护皮肤免受继发性感染；（4）控制或转移液体来源。对于 MASD 护理用品的选择和使用，下面进行详细介绍：

1. 失禁性皮炎护理用品的选择：失禁性皮炎护理用品主要包括吸收型产品、收集型产品和引流收集装置，主要保护皮肤避免长时间接触刺激物。（1）吸收型产品主要指的是一次性尿垫、布类、纸尿裤、卫生棉条等，目前临床已经不提倡使用尿垫。（2）收集型产品指的是一次性肛门造口袋，对于大便失禁患者效果明显，不仅能保护皮肤，且有利于破损皮肤愈合，效果良好。国内外均有研究证实一次性造口袋在降低 IAD 发生率、延缓 IAD 出现上均优于吸收型产品。（3）引流装置主要指各类导管型装置的运用，包括导尿管、肛管等。但是由于可能会增加导管相关性感染的风险，临床应用需要慎重。无论是产品还是辅助器具的选择，都要根据患者实际情况来选择干预措施。目前仍然需要更多大样本、多中心、随机对照试验来提供更多的循证依据，在临床实践中既不过度干预，也不缺乏干预以达到降低 IAD 发生率，提高 IAD 的愈合率的目的。

　　2. 造口周围皮肤护理及造口护理用品的选择：造口周围潮湿相关性皮肤损伤（peristomal moisture-associated skin damage，PMASD）相关研究指出 70% 造口患者经历过造口或造口周围并发症，各类造口周围皮肤损伤患病率为 10%～70%，多用常温水清洁造口周围皮肤，避免使用肥皂、润肤剂等刺激皮肤或影响密闭性，能够避免 PMASD 的发生。造口底盘是隔离皮肤与潮湿源的重要介质，其中凸面底盘目前缺乏标准化术语描述、使用方法及高质量临床应用研究，一般指中央凸出，具有防漏功能的底盘，在 PMASD 患者中应用已达成共识，但对于术后早期使用凸面底盘预防 PMASD 仍存在争议。研究显示，26.0%～50.0% 的造口患者需使用凸面底盘，但 60.6% 的造口治疗师考虑到术后即刻使用凸面底盘可能引起造口皮肤黏膜分离而继续使用平面底盘。各类防漏膏、皮肤保护膜等造口附件用品也具有密封防漏、保护隔离、延长造口底盘使用的作用，但此类黏性产品增加了造口患者的自我护理难度，并对造口周围皮肤产生刺激。因此，在实施造口护理时，要结合患者造口情况、周围皮肤情况及造口护理用品使用习惯等多方面因素，给予造口周围皮肤护理及造口护理用品的个性化指导。

（1）合理选择并使用肠造口底盘和造口袋：①底盘类型：根据造口位置、类型、流出物和腹部轮廓等特征选择底盘，如患者肥胖、灵活度差、造口低平、回缩或位于皮肤褶皱时选用凸面底盘，高排量造口患者选用耐磨底盘。②底盘开口：底盘开口的大小、形状与肠造口匹配，至少覆盖造口周围皮肤2.5厘米；肠造口术4～6周内或造口形状不规则，需每次根据测量结果裁剪底盘开口，直至肠造口大小和形状稳定。③造口袋一次性使用，且须与造口底盘配套，高排量患者选择高排量造口袋，视力差、操作不便的患者宜选择透明造口袋。④造口底盘即拆即用，不可为增加黏性而采取湿润或加热等方式。

（2）合理选择并使用造口附件用品：根据肠造口及周围皮肤评估结果选择具有密封、防渗漏（如防漏膏，袢式回肠造口应常规使用，局部皮肤破损时使用不含乙醇的防漏产品）、保护隔离（如造口粉、聚合物薄膜、氧化锌、水胶体敷料等）、加强固定（如腰带、胶带、水胶体等，不可于渗漏发生后加强固定）、除胶（如黏胶剥离剂）、润肤保护等功能的造口附件用品。

（3）造口护理用品每次佩戴时间至少3天，不超过7天，每周更换1～2次，有渗漏征象或造口周围皮肤瘙痒、烧灼感时，随时更换。

3.伤口周围皮肤的保护用品的选择：对于引流物过多的慢性伤口患者，一般指南推荐使用吸收性强的敷料，勤换敷料，使用液体薄膜式的丙烯酸酯、皮肤保护剂相关的产品包括凡士林、氧化锌或硅酮基屏障软膏，成膜聚合物膜，窗式敷料以及外部集液装置。

（1）皮肤保护霜：①凡士林软膏、氧化锌软膏是传统的皮肤保护剂，质地厚实，在皮肤上形成一层物理屏障，保护皮肤免受外部因素的伤害。然而，凡士林、氧化锌的使用受到很多限制，一是易被水去除降低对皮肤的屏障保护，膏体还会转移到大小便失禁垫和床单上，并影响吸收性产品的有效性；二是氧化锌软膏的白色质地会掩盖伤口边缘，从而妨碍临床评估。②硅酮屏障霜。新一代屏障霜已经用合成硅酮取代了凡士林或氧化锌。含硅基屏障软膏更透气、容易涂抹，不油腻，不会影响吸收垫的吸收能力。③抗菌蜂蜜硅酮基屏障产品。Medihoney Barrier Cream 是一种较新的含有高浓度的抗菌蜂蜜（Medihoney）的硅酮基屏障产品。Medihoney 具有抗菌特性，对多种典型的慢性伤口细菌有杀菌作用，可以抑制生物膜的形成。除了具有广泛的抗菌特性外，蜂蜜的高渗透压还能防止细菌生长并促进愈合。有研究证明，使用含蜂蜜屏障霜可以减少与褶皱性皮炎相关的瘙痒症状，并促进患者的舒适感。Medihoney 已经被广泛用于失禁领域。含有 Medihoney 的皮肤产品，可以降低失禁患者的皮肤并发症，并且具有一定的治疗作用。Medihoney 有明确的生理机制，在预防和治疗 MASD 中显现出巨大潜力，但以上结果均是基于病例研究得出，由于方法不佳和样本量小，存在显著的偏倚风险，因此需要更多大样本研究来证实其结果的可靠性，为临床指导提供高质量证据。

（2）成膜聚合物：无刺阻隔膜（NSBF）是一种无菌液体产品，由六甲基二硅氧烷聚合物和丙烯酸酯共聚物组成，形成持久的防水屏障，作为皮肤和身体排泄物、液体和粘合剂产品之间的保护界面，并防止摩擦。其屏障膜透明、防水，对氧气高度渗透。一项调查显示，无刺阻隔膜已经广泛用于慢性伤口（压疮或血管性腿部溃疡）、尿失禁或大便失禁、乳房切除术后、放疗等领域。可以有效地减轻患者的疼痛和提高舒适性，使用方便，相对成本较低。氧基丙烯酸酯是一种特殊类型的聚丙烯酸酯聚合物。有研究显示，氰基丙烯酸酯聚合物膜可以保护皮肤免受化学及物理因素的影响，且其耐洗涤与摩擦性能优于聚丙烯酸酯产品。

虽然新型皮肤保护剂的有效性已经得到证实，但对于选择皮肤产品，不仅需要考虑有效性、可及性、还要考虑经济成本。国内外的研究均证实新型皮肤保护剂与传统皮肤保护剂比较时，其使用频率、使用相关产品的成本以及护理人员时间成本均较低，且MASD的严重度也显著降低。但是，针对不同新型皮肤保护产品的经济学效益目前尚缺乏高质量研究，这对临床的实施与推广产生了阻力。

（3）使用温和的产品：新型皮肤保护剂不用移除，且不影响后续敷料或造口产品的粘附，是保护皮肤免受机械性损伤的重要步骤。有机硅胶是一种新型的医疗胶粘剂，这种产品比其他类型的产品更温和，表面张力更低，可以减少皮肤损伤发生的风险。Matsumura等比较了8种材质的自粘性敷料对角质层的剥离程度，结果显示硅胶材质对角质层造成的伤害最小，患者的疼痛感最轻。医护人员应该在每次更换辅料时对患者进行全面评估，对于皮肤脆弱者，尽量选用有机硅接触面的产品。

这些皮肤保护剂可有效避免伤口周围皮肤与伤口流出物接触，保护皮肤免受引流液浸渍和化学物质刺激。但其缺点是干扰了敷料的粘贴性和吸收性，有时附着于皮肤上很难清理。当有大量伤口引流物时，使用外部集液器可有效收集引流液并准确测量，同时保护伤口周围皮肤。合适的集液器可以避免频繁地更换敷料，减少扩散和污染，增加患者舒适度，保护伤口周围皮肤。有临床试验用两件式泌尿造口袋治疗急性重症胰腺炎继发胰周脓肿，有效减少了皮肤浸渍。

（4）选择合适的吸收性敷料：根据伤口的类型，选择合适的吸收性敷料也非常重要。一个有效的敷料应具备保护伤口、吸收渗液、保持潮湿的伤口基底环境以及清除过多引流液的作用。每种敷料适用范围和优缺点各不相同，应根据临床实际需要评判性地选择。例如，藻酸盐类敷料属于纤维凝胶类敷料，它能吸收渗液并根据伤口的形状形成一种凝胶填塞于伤口中，适用于渗出量中等以上的伤口。水凝胶类敷料属于密闭式附着性敷料，适用于少量渗出液的伤口。银离子泡沫敷料是临床应用效果较好的抗菌型敷料，可有效抵挡细菌、真菌等，对于防治伤口周围皮肤浸渍、控制伤口感染效果显著。

4. 其他用品的选择

在日常护理的过程中，也要注意因护理不当引起的不必要的皮肤损伤，如指导肥胖患者穿宽松舒适的衣物、鞋袜等，注意全身皮肤的清洁、干燥。更换敷料或其他保护性装置时手法轻盈，避免过多的机械性刺激。皮肤皱褶处宜用柔软、吸湿排汗面料的产品。临床实践中不推荐在皮肤皱褶之间使用滑石粉、纱布或毛巾，因为不利于水分蒸发，且会增加对皮肤的摩擦。建议使用柔软、吸湿排汗面料的产品。但尽管褶皱性皮炎在西方国家是常见的临床症状，目前仍然缺乏证据支持的有效预防、治疗措施。

潮湿环境相关性皮肤损伤是临床常见的护理问题，这一问题值得引起医护人员的关注和重视，但目前相关的研究和证据不足，尚需要更多的临床试验去探讨不同护理干预措施以及各种皮肤保护方案对于防治 MASD 的有效性，为临床护理实践提供最佳证据。

第五节 潮湿相关性皮炎的预防

对可能发生潮湿相关性皮炎的高危患者进行充分评估后，应该及时采取相应预防措施。对于潮湿相关性皮炎的皮肤问题预防胜于治疗。而预防潮湿相关性皮炎的重点就是让皮肤远离尿液、粪便、汗液以及伤口渗出液的刺激。

一、失禁相关性皮炎的预防

失禁相关性皮炎是由于皮肤长期暴露于尿液或粪液而形成的皮肤损伤。而任何一种失禁都可能刺激皮肤或造成伤害，大便失禁对皮肤的刺激性更大。临床中失禁相关性皮炎与 1 期、2 期压力性损伤临床表现有些相似，但失禁相关性皮炎与压力性损伤的预防方法完全不同，失禁相关性皮炎的预防关键是潮湿的管理。

（一）对潮湿相关患者进行风险评估（详见本章第三节潮湿相关性皮炎评估工具），尽早发现有潮湿相关性皮炎风险的患者，并给予足够的重视，加强交接班，提高护理人员对潮湿相关性皮炎风险的关注度，同时加强对患者及家属的健康宣教。

（二）积极治疗原发疾病　通过评估协助主管医生共同查明患者失禁原因，协助医生治疗可逆失禁的病因，积极治疗病因，尽量缩短患者失禁的时间。

（三）有效收集排泄物（大小便），避免皮肤长期接触刺激物，根据排泄物的不同性质，选择不同类型的工具有效收集排泄物。如尿失禁的患者可留置导尿管、还可指导患者使用尿套；大便失禁的患者使用肛管、一次性造口袋、粪便收集装置等。还可使用一次性吸收产品，如成人尿不湿、一次性尿垫等，能够减少尿液、粪便对皮肤的刺激，但是会增加皮肤的出汗量，增加皮肤的 pH 值，增加失禁相关性皮炎的风险，因此结构化的皮肤护理非常重要。

（四）对皮肤进行结构化护理

1. 皮肤的清洁　失禁患者的皮肤清洁是必不可少的，及时清洗被排泄物浸渍的皮肤，可缩短排泄物对皮肤造成刺激的时间，还可以减少排泄物在皮肤表面的附着。

（1）清洗时间　每日至少一次或是在大便失禁之后及时清洗患者的皮肤。

（2）清洗产品　由于皮肤表面的 pH 值为 5.5，而碱性的肥皂或皮肤清洗剂会改变皮肤表面的弱酸性环境，皮肤 pH 增高可能会增加致病菌定植的风险，从而破坏正常皮肤的屏障结构，因此建议选择接近健康皮肤的产品（pH 5.5～5.9）清洁皮肤。

（3）清洗方式　患者使用的毛巾、水盆等私人物品应定期更换，选择柔软舒适的毛巾并用温水清洗皮肤，避免毛巾表面过于粗糙，对患者的皮肤造成二次伤害。对于经济条件允许的患者建议使用免冲洗皮肤清洁剂或含有清洗液的湿巾，以减少失禁造成的皮肤损伤。清洗力度应温和，避免摩擦或用力擦洗皮肤，清洗之后用温和的方式使皮肤变干。

2. 皮肤的保护　皮肤清洗之后使用有滋润功能的润肤产品，不同的润肤产品有不同的效果，相对于含水分或保湿剂成分多的产品，含脂质多的润肤剂更适合过度湿化的皮肤；对于皮肤干燥的患者，常规应用润肤产品是有益的，但应注意过敏现象的发生。皮肤保护剂可以在皮肤表面现成一层不透膜或是半透膜，使皮肤免受尿液或粪便中的水分和刺激物的损伤。使皮肤隔离于尿或粪刺激，修复皮肤保护层。皮肤保护产品要确保不含有患者过敏或使患者过敏的物质。目前常用的皮肤保护剂有：

（1）粉类　这一类的皮肤保护剂主要是降低皮肤间的摩擦，同时吸收大便中的一些水分。常用的有爽身粉、滑石粉、造口护肤粉等。造口护肤粉的主要成分是羧甲基纤维素钠，具有良好的吸收能力，能有效吸收排泄产物，减轻粪便对皮肤的刺激，预防肛周皮肤损伤。

（2）油剂类　这类皮肤保护剂含有的成分可以加强皮肤的营养，增强皮肤的抵抗力，油剂类产品外涂后立刻在局部皮肤形成一层薄膜，保护皮肤不受大便的浸渍，减少皮肤的损害。常用的主要有山茶油、紫草油、地榆油、赛肤润等。

（3）膏剂类　此类皮肤保护剂能在患者大便后起到隔离作用，减少皮肤摩擦，有效预防皮肤的损伤，临床常用的膏类产品详见表3-1。例如鞣酸软膏预防大便失禁者肛周皮肤的损伤具有较好的效果，鞣酸能沉淀蛋白，具有消炎、保护、收敛的作用。

表3-1　常见膏类皮肤保护剂

种类	特性描述	优点	缺点
二甲硅油	以硅为基底材质合成	皮肤滋润水合功效明显	对刺激物的防护效果一般，特别是低浓度时
凡士林	石油加工而成	对刺激物有很好的防护作用，防止皮肤浸渍	使用少量时透明，可能影响失禁护理产品的吸收性
氧化锌	白色粉末与乳霜混合形成不透明的软膏	对刺激物有很好的防护效果	清除困难、不透明、检查皮肤时需清清除

（4）液体类　丙烯酸酯三聚物（如皮肤保护膜）此类皮肤保护剂，能在患者大便后起到很好的隔离作用，保护皮肤的屏障功能，无酒精配方可减少疼痛，抗水洗，减少使用频率，但价格较昂贵。

为患者选择皮肤保护剂时需要考虑所选产品与患者目前使用的皮肤护理产品有无配伍禁忌、患者的经济情况等个体化因素。使用皮肤保护剂范围需覆盖排泄物浸渍的所有皮肤。

3. 皮肤的修复　为患者选择润肤剂时需注意不是所有的润肤产品都有修复皮肤保护层的作用，保湿剂不能用于已经浸渍的皮肤上。在清洗和保护阶段，如清洗剂或保护剂已经有修复作用，可不必再单独选择修复产品。当失禁患者合并真菌感染时，应收集微生物样本，根据结果选择抗菌药物，使用抗真菌药物时应注意使抗真菌药物直接接触患者皮肤。

失禁相关性皮炎是危重患者和老年患者较为常见的皮肤问题，然而，失禁相关性皮炎还没有得到普遍的认识和足够的重视，临床护士缺乏相关的知识。失禁相关性皮炎一旦发生，不仅给患者带来痛苦，同时也给医疗和护理带来很大的负担。因此，需要正确地评估失禁相关性皮炎发生的风险，采取规范化的防治流程以避免失禁相关皮炎的发生。

二、皱褶相关性皮炎的预防

皱褶相关性皮炎目前没有评估发生风险的工具，因此预防工作主要是针对皱褶相关性皮炎的高危人群：乳房下垂的女性患者、有皮肤皱褶的患儿、颈部粗短的运动员以及肥胖患者等。

1. 皮肤评估　所有的皱褶及皱褶的整个区域进行检查。

2. 保持皮肤清洁干燥　尽可能保持皮肤皱褶处清洁干燥，清洗皮肤时选择接近皮肤 pH 的清洗液。同时减少皱褶处皮肤间的摩擦、皮肤皱褶处的热量和水分以保持皮肤的清洁卫生。

3. 合适的衣物　鼓励患者穿宽松的、天然纤维织成的衣物以便于吸收皮肤皱褶处的液体。患儿可以使用汗巾。

4. 皮肤保护剂　可以使用粉类的皮肤保护剂，可以降低皮肤间的摩擦，同时吸收一定的汗液。常用的有爽身粉、滑石粉、造口护肤粉等。造口护肤粉的主要成分是羧甲基纤维素钠，具有良好的吸收能力，能有效吸收排泄产物，减轻汗液对皮肤的刺激，预防皱褶处皮肤的损伤。

三、伤口周围潮湿相关性皮炎

伤口渗液的产生是伤口愈合炎症期的正常产物，然而，湿性伤口愈合理论的出现使得人们懂得湿度平衡对于获得理想的治疗结果至关重要，过多的伤口渗液会造成伤口周围潮湿相关性皮炎（伤口边缘4厘米内）表现为皮肤浸渍，甚至破溃。因此预防伤口周围潮湿相关性皮炎的关键是管理好伤口渗液。

目前还没有用来评估伤口周围潮湿相关性皮炎的工具，首先我们需要知道伤口周围潮湿相关性皮炎的高危患者：老年患者、免疫系统受损的患者、有皮肤病的患者、患有先天性疾病（如大疱性表皮松解症）的患者等。除了高危患者，我们还需要了解容易发生伤口周围潮湿相关性皮炎的伤口类型：下肢静脉性溃疡、压力性损伤、糖尿病足等。每次更换敷料时都要评估伤口周围皮肤，及时发现伤口周围皮肤变化，并将其作为伤口处置的一部分。

为了预防伤口周围潮湿相关性皮炎，每次更换敷料时都要评估伤口渗出量、敷料选择及更换时机是否合适。最容易且经济的方法就是防止伤口渗液接触伤口周围皮肤，可以通过选择吸收性更强的敷料来管理渗液。也可以增加更换外敷料的频次，同时，还可以应用含有氧化锌的糊剂或丙烯酸酯的喷雾剂（皮肤保护膜）来实现这一目的。

四、造口周围潮湿相关性皮炎

造口周围潮湿相关性皮炎的发生主要与粪便和尿液有关，因为粪便或胃肠液中含有消化酶，接触皮肤容易侵蚀皮肤表层而至损伤，尿液渗漏刺激皮肤，导致造口袋粘贴困难，加重渗漏引起恶性循环。因此预防造口周围潮湿相关性皮炎的关键是管理好造口袋的渗漏。

首先评估造口周围皮肤的颜色和完整性，同时询问患者造口产品的应用情况（包括造口底盘粘贴情况、造口护肤粉和皮肤保护膜的应用情况等）、运动情况（尤其是水上运动如游泳）、饮食、病情、药物调整、造口排泄物的量、排空造口袋的方法已经造口袋佩戴时间等。可使用造口皮肤工具（DET 评分）及时发现造口周围皮肤是否发生损伤及损伤的严重程度。

造口周围相关性皮炎的产生原因主要是造口排泄物渗漏至造口底盘覆盖的皮肤所导致。应根据造口排泄物的类型和量选择合适的造口底盘，底盘裁剪需适合造口的形状和大小，造口底盘不宜修剪过大，造口底盘开口比造口大 1 ～ 2 毫米即可。需要时可使用造口附件产品如防漏膏、防漏条、造口护肤粉、皮肤保护膜及造口腰带等以增加造口袋的密封性，防治渗漏。另外指导患者及时倾倒造口袋内的粪便或尿液，避免活动度过大，注意饮食卫生避免腹泻、避免剧烈运动排汗过多等，对患者的健康教育对预防也有重要意义。

第六节　潮湿相关性皮炎的规范处理

一、潮湿相关性皮炎的常规处理

潮湿相关性皮炎根据潮湿的来源和临床症状处理方法有所不同。四种类型的潮湿相关性皮炎的处理方法具体如下。

（一）失禁相关性皮炎的处理

失禁相关性皮炎的护理需结合患者失禁类型、严重程度、病情及患者的主观愿望征得患者及家属同意后实施，包括尿失禁患者给予短期留置导尿、持续大便失禁使用大便失禁护理装置或是造口袋收集粪便，间断失禁者会阴部使用吸湿垫。失禁相关性皮炎的治疗,首先仍然是皮肤护理。

1. 失禁相关性皮炎皮肤防护流程

(1)清洗 采用专用清洗露清洗皮肤,每日3～4次。工具选择一次性软布,清洗皮肤时动作轻柔,尤其皮肤潮红部位应用轻拍方式,减少和粪便对皮肤刺激。

(2)润肤 清洗后涂抹赛肤润,主要目的是增加皮肤油脂,保持皮肤湿度。

(3)保护 根据失禁频率在每次失禁后及时采用37～40℃温水清洗污染皮肤后,用软毛巾轻轻擦干,待干后使用皮肤保护剂保护皮肤,具体使用方法:在距离皮肤10厘米处喷涂主要成分为丙烯酸酯三聚物的透明膜敷料或涂抹复方氧化锌软膏。

(4)根据失禁类型和失禁相关性皮炎的严重程度选择性使用辅助用具,包括吸收型产品(一次性尿垫或纸尿裤)、收集型产品(造口袋、男性阴茎套)和引流装置(留置尿管、大便引流装置)或其他适宜敷料。

2. 失禁相关性皮炎的处理方案

失禁相关性皮炎根据其不同程度皮肤损伤采用不同的处理方案。

(1)轻度失禁相关性皮炎的护理 轻度失禁相关性皮炎患者皮肤发红但皮肤完好,每日评估一次严重程度变化,使用失禁相关性皮炎防护皮肤护理流程,清洗会阴部皮肤后将造口护肤粉均匀涂抹在失禁涉及的皮肤区域,再喷洒皮肤保护膜,尿液或粪便污染后及时清洗和保护,直至红斑消退或出院。

(2)中度失禁相关性皮炎的护理 中度失禁相关性皮炎患者发红伴皮肤损伤,除了按照轻度失禁相关性皮炎的护理方法外,皮肤破损处用生理盐水清洗后粘贴超薄性水胶体敷料,2～3天更换一次，直至创面愈合或出院。

（3）重度失禁相关性皮炎的护理　重度失禁相关性皮炎患者皮肤有损伤且渗液多，同样按照轻度失禁相关性皮炎的处理方法，同时对较多渗液或出血的皮肤损伤，创面内层敷料可以选择藻酸盐敷料，外层用超薄水胶体，敷料的更换次数根据渗液的多少，直到创面愈合或出院。伴感染时，除了按照失禁相关性皮炎的护理方法外，如果是真菌感染，咨询医生使用抗真菌药膏涂抹局部皮肤，每日 2～3 次，直至皮疹消退，症状缓解。若是细菌感染则局部使用抗感染敷料、红外线辅助治疗。

（二）皱褶相关性皮炎的处理

皱褶相关性皮炎通常表现为轻度的皮肤红斑，典型者在皮肤皱褶的两面呈现"镜面"现象。皱褶相关性皮炎可能发展成为严重的炎症反应，伴有浸渍、糜烂、渗出和结痂等症状。同时还可伴有疼痛、发痒和异味等。

皱褶相关性皮炎处理目标是尽可能减少皮肤皱褶内潮湿、摩擦以及治疗感染，①尽可能保持皮肤皱褶处皮肤清洁干燥，清洗时应选择接近皮肤 pH 的清洗液。②减少皱褶处皮肤之间的摩擦、皮肤皱褶处的热量和水分，维持高危区域皮肤清洁和干燥。③淋浴后将皮肤皱褶处拍干。④选择轻便、宽松、自然纤维面料、吸收性良好的衣物可以促进空气流通和水分的蒸发，还可将吸收性敷料置于皮肤皱褶处以抑制微生物生长和吸收水分。⑤避免用含有乙醇或香精的产品清洗皮肤。对于任何继发的真菌和细菌感染，可遵医嘱使用局部或口服药物治疗。

（三）伤口周围潮湿相关性皮炎

伤口周围潮湿相关皮炎典型表现包括红斑、浸渍（白色、苍白或晦暗、软化和 / 或起皱）。患者可能会因为皮肤损伤而主诉有疼痛、烧灼感或痒。伤口感染也会增加周围皮肤浸渍的风险，因为感染会增加渗液的产生。伤口周围潮湿相关性皮炎处理最为重要的一步就是管理渗液。

1. 清洗伤口周围皮肤

每日至少一次用生理盐水或专用清洗液清洗伤口周围皮肤，因为伤口周围皮肤的细菌数量较正常皮肤明显增加。机械清洗伤口周围皮肤不仅可以减少皮肤上的微生物数量，而且可以减少伤口床上的微生物数量。

2. 管理渗液

使用吸收性敷料管理伤口的渗液，支持愈合和防止进一步的损伤。理想的敷料能保持伤口水化，同时保持损伤性渗出物远离伤口和伤口周围皮肤，从而创造最佳的湿度平衡和预防渗液浸渍皮肤。敷料吸收和锁住渗液的能力不同，需要了解各种敷料特性选择适合的敷料，或使用外部收集器械、负压伤口治疗。液体、膏或霜剂皮肤保护产品可对伤口周围皮肤提供一定程度的保护。渗液得到有效管理后，皮肤即可得以愈合。

3. 为脆弱皮肤使用保护剂

在伤口周围使用保护剂，包括氰基丙烯酸盐配方，矿脂硅酮基阻隔剂、复方氧化锌软膏和聚合物薄膜等。

4. 治疗皮肤感染和皮炎

慢性伤口患者接触过多潜在接触刺激物和过敏原，容易导致接触性皮炎或过敏性皮炎，治疗的最佳方法是治疗诱因或病因、解决继发感染、使用局部类固醇治疗炎症成分。

5. 维护皮肤健康

皮肤角质层含水量通常为 10%～15%。当水分过多时是有害的，干燥的皮肤很容易出现表面破损，导致表皮剥脱、脱屑和开裂，使刺激物渗透到皮肤深层结构。在严重干燥的情况下，干燥区皮肤的特点是强烈的炎症和瘙痒。角质层含有天然保湿因子，它们是可以补水的保湿剂，因为皮肤具有吸湿性，能从大气中吸引和结合水分子，将其补充给角质细胞。可以通过使用含有氨基酸的保湿剂来补充天然保湿因子和保湿剂，如吡咯烷酮羧酸、尿醛酸丙二醇（甘油）、乳酸和尿素。促进皮肤健康的其他成分是神经酰胺（细胞间隙的主要品质成分）、必需脂肪酸如亚油酸，可以调节皮肤的炎症和免疫反应，维生素和抗氧化剂可以对抗活性氧自由基的破坏作用。

总之，过多的水分会导致伤口周围皮肤的严重损伤，保护皮肤免受水分损害是全面皮肤护理和伤口护理的重要组成部分。

（四）造口周围潮湿相关性皮炎

几种不同类型的潮湿都可以引起造口周围潮湿相关皮炎，包括暴露于尿液或粪便、汗液、伤口渗液，或其他来源水分如洗浴或游泳。作为造口袋使用过程的一部分，造口周围需要粘贴硬的皮肤屏障（底盘）来保护皮肤免受有害的造口排出物（尿液或粪便）的损害。这些屏障不仅可以吸收造口排出物，也可以吸收来自皮肤的水分，以维持皮肤干燥。但在吸收过多的水分后，屏障的保护作用失效，造口的排出物即可能与造口周围皮肤发生接触。屏障下过多的水分会覆盖皮肤而导致浸渍的发生。

造口周围潮湿相关皮炎的处理更多在于防止进一步的刺激皮肤。首先需要对造口系统定期再评估，找出患者出现造口袋反复渗漏的原因，给予更换造口用品，达到有效收集排泄物、减少粪便对皮肤刺激的目的。

1. 用温水或生理盐水清洗肠造口及其周围皮肤，注意动作轻柔，清洗后用纱布轻轻抹干皮肤，最大限度减轻对皮肤的摩擦刺激，避免二次损伤。

2. 选用肠造口周围皮肤评估工具对受累皮肤进行评估，如DET 评估工具，评定肠造口周围刺激性皮炎的损伤程度和范围。

3. 根据受累深度进行处理：①受累深度局限于表皮，仅仅是红斑：局部涂抹少量皮肤保护粉，并喷洒无痛保护膜，让皮肤形成保护屏障后粘贴造口袋；②部分皮层损伤：渗出液少，局部涂抹少量皮肤保护粉后，再喷洒无痛创口保护膜，待干片刻后，再重复喷洒保护膜 2～3 次，以达到严密保护的效果，也可直接粘贴超薄型水胶体敷料或泡沫敷料；③渗出量大，可根据渗出量应用一些吸水性较强的敷料如藻酸盐、亲水纤维、泡沫或厚的水胶体敷料等。

4. 避免渗漏：排泄物渗漏直接导致造口底盘与皮肤粘合不牢靠，渗漏严重者需要频繁更换底盘，反复撕除与粘贴会进一步造成皮肤损伤，加重患者痛苦。使用藻酸盐或亲水性纤维敷料，外层再粘贴超薄型水胶体敷料或单纯使用泡沫敷料（敷料外层不会影响粘贴造口袋的）。肠造口周围宜使用防漏膏堵塞，避免排泄物的渗漏。

5. 注意肠造口周围皮肤的修复：肠造口周围皮肤不平整及造口回缩、低平者，应使用防漏膏或防漏条填补皮肤皱褶或粘合部位的缝隙。

6. 佩戴造口腰带或造口腹带：对肠造口回缩、低平、肠造口开口偏向一侧者，宜选用凸面底盘配合使用造口腰带，大量渗液者最宜佩戴造口弹力腹带，加强底盘的粘合力，减少排泄物渗漏。

7. 重新评估和指导患者肠造口护理技能：指导患者和家属正确裁剪造口底盘、正确使用造口附属产品、正确的底盘粘贴技巧和注意事项、排泄物的排放方法和注意事项。

二、潮湿相关性皮炎中医外治处理

潮湿相关性皮炎临床上以失禁相关性皮炎最为常见，在中医学上属于"湿疮"范畴，中医认为失禁性皮炎的病因为患者禀赋不足，风湿热邪乘虚而入，浸淫肌肤，又因脾虚失运，肌肤失养所致。治疗以清热解毒、健脾除湿、祛风凉血为主。

基于中医辨证论治理论，结合炎症程度、皮损情况，采用中医特色外治法，包括中药涂药、中药湿敷、中药熏蒸、艾灸、穴位敷贴，效果显著，且不良反应小。

（一）中药涂药法

根据不同阶段和皮损特点选择水剂、酊剂、油剂、膏剂等剂型进行治疗，适用于皮炎各个阶段。

1. 六一散粉：由石粉和甘草组成，具有清热利湿功效。适用于皮肤完好、轻度红斑者。方法：撒于会阴部、骶尾部、臀部等部位，可减少摩擦，保护皮肤和黏膜。

2. 黄芩油膏：由黄芩和凡士林组成，具有清热利湿、泻火解毒、凉血止血功效。方法：清洁皮肤，待皮肤稍干后使用，皮肤皱褶处轻轻分开涂抹；使用黄芩油膏的频次视患者失禁及皮肤情况而定，一般每天 2～3 次；中、重度皮炎宜使用黄芩油膏涂抹无菌纱布持续外敷。起到收敛止血，抑制渗出作用。黄芩油膏中的凡士林有很好的滋润保湿作用，可避免大小便失禁时对皮肤直接反复的刺激。

3. 马应龙痔疮膏：由麝香、牛黄、珍珠、炉甘石、硼砂、冰片等药物组成，适用于红肿明显者，方法：取适量外涂皮损处，每天 2～3 次。可减轻炎症，消除局部皮肤肿胀，促进伤口愈合，对皮肤有收敛和保护作用。

4. 紫草油：由紫草、冰片加入麻油熬制而成，具有凉血解毒、化腐生肌功效。方法：生理盐水清洗造口及周围皮肤后，涂抹紫草油，范围超过皮损边缘 2 厘米以上，每日 2 次。紫草油的使用，在皮肤创面形成了一层保护膜，保护新生上皮生长，同时促进创面组织中与伤口修复相关的生长因子修复伤口，为创面愈合提供有利条件。

5. 湿润烧伤膏：由黄连、黄芩、黄柏、地龙等组成，具有清热解毒、活血化瘀、去腐生肌功效。方法：换药前需将残留在创面上的药物及液化渗出物擦拭干净，清洁皮肤后涂于创面，约 1～2 毫米厚度，每 4～6 小时一次。促进创面愈合，恢复其生理功能。

6. 京万红软膏：穿山甲、地榆、当归、白芷、紫草、乳香、没药、血竭、栀子、大黄、冰片等具有活血解毒，消肿止痛，去腐生肌功效。方法：生理盐水清理创面，将药膏涂于无菌纱布上，敷盖创面，每日换药一次。敷药后疼痛减轻，渗液逐渐减少，促进创面愈合。

7. 湿毒散：由黄柏、煅石膏、青黛、炉甘石、蛇床子、五倍子组成，粉碎后用麻油调和成糊状，具有清热燥湿、凉血消斑、收湿生肌敛疮功效。方法：在患者大小便后及时清洗后，均匀涂抹于皮肤受损处，每天 3 次。有效加速失禁性皮炎创面愈合和皮损消退，改善红肿程度和疼痛程度。

（二）中药湿敷法

适用于炎症较重、渗出明显的患处。

1. 洁尔阴洗液：由大黄、黄柏、黄连、苦参等中药组成，具有清热解毒、燥湿止痒功效。适用于有水肿、水疱、糜烂者，方法：湿敷皮损处，每天 2～3 次。湿敷可消除局部水肿、糜烂、渗出等情况，起到保护创面的效果。

2. 三黄洗剂：由黄芩、大黄、黄柏、苦参组成，具有收敛止痒、清热燥湿、抗菌消炎功效。适用于皮炎较重、渗出明显患处。

方法：浸湿纱布，拧至不滴水为度，对皮损处进行冷湿敷，20分钟/次，2～4次/天或遵医嘱。有效抗炎、消肿、止痒。

3. 藏红花高渗盐水：取藏红花浸泡10%氯化钠中，具有化瘀通络、消炎止痛、凉血解毒功效。方法：浸泡液浸湿无菌纱布后敷于患处，液体挥发后，在局部形成一层保护膜，起到防水、防摩擦、透气且保护创面的作用。15分钟后取下，每天2～3次。

（三）中药熏蒸法

适用于瘙痒灼热、无明显渗出者，选用黄柏溶液、三黄溶液等。方法：将仪器喷口对准熏蒸部位，调节距离30～40厘米，熏蒸过程询问患者有无不适，观察熏蒸部位，以免烫伤，熏蒸时间20分钟，每日1次（图3-4）。

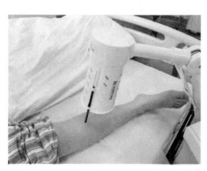

图3-4 中药熏蒸法

（四）艾灸疗法

选取肛周、臀部、会阴部生殖器、大腿内侧、腹股沟等皮炎反应明显或有破损的部位。方法：清洁皮肤后，点燃艾条前段，采用回旋灸，距施灸部位约3厘米左右，用拇指及食指轻压皮肤，艾条在两指皮肤中间左右来回旋转移动，施灸15～20分钟，以局部皮肤有温热感而无灼热痛为宜，对出现水泡的患者则不宜将艾条对准患处，而应在其周围施灸，以患者感到温热又能忍受为度，然后更换部位，注意皮肤皱褶处，使皮肤完全干燥，每日 1 次（图 3-5）。可改善创面局部血液循环，促进局部炎症渗出物的吸收，改善局部创面情况，加速愈合。

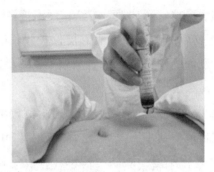

图 3-5　艾灸疗法

（五）穴位敷贴法

选取天枢、关元、足三里穴，取用吴茱萸粉和醋 1：1 调和成膏状，在敷料中央均匀涂抹药物，厚薄一般以 0.2 ～ 0.5 厘米为宜，贴敷于穴位处，每次 2 小时，观察局部皮肤情况，每日 1 次（图 3-6）。可促进患者皮炎局部肿痛的消失，皮损的愈合，同时还能改善患者大便失禁的症状。研究表明，采用中药涂药、中药湿敷、中药熏蒸、艾灸、穴位敷贴等中医外治疗法，增强局部血液循环，提高皮肤抗病能力，对治疗潮湿相关性皮炎具有较好的疗效。

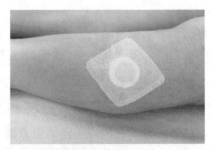

图 3-6　穴位敷贴法

第七节　医护人员潮湿相关性皮炎

2019 年 12 月起，湖北省武汉市部分医院陆续发现了多例有华南海鲜市场暴露史的不明原因肺炎病例，起病急、传播快、危害大，后被证实为 2019 新型冠状病毒感染引起的急性呼吸道传染病。医护人员在照护该传染病患者时需要做好严密的防护才能避免感染，这也就导致了潮湿相关性皮炎、压力性损伤等一系列皮肤问题的出现。

一、新型冠状病毒肺炎防护概述

加强个人防护是预防感染新型冠状病毒的有效措施，针对不同人群，采取的防护等级亦不相同。具体措施包括：

（一）日常防护

1. 避免或减少前往新冠疫区、高风险地区，减少没有必要的出行，减少或避免前往人群密集的场所，特别是避免长时间逗留于密闭的公共场合。

2. 外出时戴好防护型口罩，例如佩戴医用外科口罩，还要注意手卫生，必要时使用酒精、消毒湿巾，消毒手部和局部物品等。

3. 保持房间的清洁、干净，房间也要通风，远离疑似感染者，避免用手去摸眼睛、口、鼻等。

4. 人们在无接种新冠疫苗禁忌症时，尽量去接种新冠疫苗，进一步降低感染的风险。

5. 保持良好的生活习惯，适当运动，以增强自身的抵抗力等。

（二）一线医护人员的防护

作为奋战在抗击疫情一线的医护人员，需直面新型冠状病毒患者,故所采取的防护级别亦应为最高,包括防护服的穿戴、护目镜及防护面屏的使用、佩戴 N95 口罩、穿戴外科无菌手套等。高级别的防护、长时间的工作会使医护人员更容易发生潮湿相关性皮炎、压力性损伤等皮肤问题,逐渐引起研究者与医护人员的重视。

二、医护人员潮湿相关性皮炎的影响因素

1. 长时间穿戴防护装备

国家卫生健康委员会将新冠肺炎列为乙类传染病,采取甲类传染病预防和控制措施。要求医护人员按照暴露风险(中等、较高及高风险)佩戴 1 ～ 3 级防护装备,诊断、治疗及护理确诊或疑似病例时必须佩戴 3 级防护装备,包括医用防护口罩、护目镜或防护面罩、隔离衣、防护服和乳胶手套、鞋套等,并根据暴露风险每 4 小时更换 1 次医用防护用品。而在抗疫一线,医护人员常需要连续工作 8 ～ 12 小时,而医疗防护装备均为不透气装备,因此长时间穿戴是导致潮湿相关性皮炎的主要原因之一。

2. 潮湿环境

潮湿相关性皮炎是指皮肤长期暴露于过多水分如尿液、粪便、汗液、伤口渗出液等液体中所引起的皮肤侵蚀或炎症反应,因此,它的发生必然离不开潮湿的环境。医护人员在抗击新型冠状病毒的过程中,由于防护装备的使用,使皮肤处于一个密闭的环境,加上天气炎热等原因,医护人员更容易出现大量出汗的情况,造成汗液浸渍,导致潮湿相关性皮炎。此外,由于疫情突发,常会引起医疗防护装备准备不充分、防疫物资紧张,再加上女性生理周期等原因,部分医护人员会选择穿戴成人纸尿裤或安全裤,进一步导致潮湿相关性皮炎的发生。有研究针对 523 位抗疫一线医护人员进行问

卷调查，结果显示，穿戴成人纸尿裤的医护人员发生潮湿相关性皮炎的比率达 30.21%，会阴部出现瘙痒、刺痛或皮肤破损等不适症状的占 16.06%，女性医护人员在生理期出现会阴部不适症状的占 39.24%。

由此可见，长时间穿戴医用防护装备，并暴露在汗液、尿液等潮湿环境下，医护人员更容易发生潮湿相关性皮炎。

三、医护人员潮湿相关性皮炎的预防与处理

医护人员潮湿相关性皮炎的特殊性仅仅体现在罹患者的不同，其临床表现与一般患者潮湿相关性皮炎并无不同，但由于职业的特殊性，医护人员在患上潮湿相关性皮炎后，可能依旧需要继续穿着医疗防护装备，奋战在临床抗疫一线，因此，他们的皮肤损伤愈合时间相对就会更长一些。在有限的条件下，为医护人员提供专业的预防及处理措施，减少医护人员潮湿相关性皮炎的发生率，或能在潮湿相关性皮炎发生后使医护人员得到早期且准确的处理，是医院管理人员、伤口专科护理团队、伤口专科护士等需要思考的问题。

有研究证实，无论是哪种潮湿引起的潮湿相关性皮炎，有效的干预措施均包括使用组合性的皮肤护理方案进行清洁和保护皮肤，控制过度潮湿，并治疗继发性感染。专家一致认为持续地使用组合性的皮肤护理方案对于潮湿相关性皮炎的预防和管理必不可少，具体方案包括：移除过度的潮湿刺激物来清洁皮肤；必要时对皮肤进行保湿；过度暴露于潮湿源时使用保护性的设备或产品。有专家提出使用评判性思维来选择皮肤保护剂，权衡产品隔绝刺激物的能力与其维持水分屏障的能力，做到两者间的平衡，达到保护皮肤的目的。具体的防治措施包括：

1. 最大限度地减少皮肤暴露于汗液和尿液

由于潮湿相关性皮炎的诱因是皮肤长期暴露于潮湿环境中，所以最主要的预防措施应该是避免皮肤与水分的过度接触。对于医护人员潮湿相关性皮炎来说，最大限度地减少皮肤暴露于汗液及尿液中是最有效的预防方式。有研究表明：造口粉吸收渗液形成凝胶后可加速创面愈合。皮肤保护膜外喷于皮肤后能够快速形成一层无色透明的薄膜，此时液态水和微生物难以通过保护膜，只有氧气和水蒸气可通过，因此不会阻碍皮肤的正常呼吸，可为创面提供湿性愈合的环境。近年来，造口粉联合皮肤保护膜用于失禁相关性皮炎已引起关注。有调查发现，抗疫一线医护人员虽然使用造口粉联合皮肤保护膜进行皮肤防护的人数不多，但经数据分析，其防护措施更具有效性，差异有统计学意义。此外，针对医护人员皮肤潮湿的情况，还可以采取以下干预方式：（1）管理潮湿：穿戴防护装备时根据不同的潮湿来源和潮湿度使用不同方法管理潮湿，如出汗多者在多汗部位使用吸收汗液的卫生巾或毛巾，并及时更换；（2）定期评估受潮湿影响的区域：建议从皮肤浸渍、发红、糜烂和疼痛等临床表现和特征评估是否存在潮湿相关性皮炎；（3）积极促进皮肤健康：角质层正常情况下保持 10% ～ 15% 的潮湿度能维持皮肤健康，过于潮湿和干燥都不利于维护皮肤健康。建议采取个性化促进皮肤健康方法，包括皮肤清洗方法、皮肤水化和保护剂的选择与使用，选择宽松、透气、吸汗的棉质内衣。

2. 局部清洗

清洁是用温和的清洁剂清洗皮肤，去除刺激性物质，如尿液、汗液等。清洁剂目前已不推荐使用肥皂，因其会改变皮肤 pH 值，损害皮肤屏障功能。新的清洁产品不断增加，免洗清洁剂、多功能清洁产品等性质温和，可以起到舒缓皮肤的作用，因免清洗可以防止摩擦造成进一步的伤害。现有证据显示，新型清洁产品在预防和治疗皮肤损伤方面比传统的肥皂与水有效，但没有证据表明哪种产品效果更好。我国对于清洁产品的选择还存在争议，部分机构仍然使用传统的碱性肥皂清洁方法。应该缩短证据与实践的差距，加速推进证据的应用，对于肥皂等已不适用于临床环境的产品应摒弃。有研究建议医护人员每日使用中性或者 pH 5.0 ～ 5.5 的合成清洗剂轻柔清洗全身皮肤，避免使用碱性肥皂和用力擦拭，水温控制在37 ～ 40 ℃，每次淋浴时间为 10 ～ 15 分钟。

3. 皮肤的保湿与保护

皮肤保湿旨在修复或增强皮肤屏障，保持或增加皮肤含水量，减少经皮水分流失，恢复或改善细胞间脂质结构。医护人员在穿戴防护装备前后，可以在全身皮肤使用润肤霜 / 剂进行皮肤保湿，每日至少 2 次，润肤剂一般含补水成分和保湿成分两部分，补水成分含甘油、尿素、乳酸、脂肪酸、三酰甘油、嫩肤蛋白，保湿成分含凡士林、矿物油、羊毛脂等。润肤剂的补水作用能提高角质层的储水能力、阻止水分蒸发到外部环境；保湿剂能参与到角质层的水合作用，促进损伤皮肤的修复。而皮肤保护剂使用的主要目的是通过在皮肤上提供不渗透或半渗透的屏障来防止或减少水、化学及生物刺激物的渗透。医护人员在穿戴防护装备前后可以使用含甘油或氧化锌或硅酮的保护霜 / 膏保护皮肤屏障，每日 2 次，免受化学刺激，缩短已经发生皮肤损伤的修复时间。年轻者建议使用霜剂，比如各类新型硅酮屏障霜等；年长者皮脂腺分泌减少，建议使用膏剂，比如凡士林软膏、氧化锌软膏。

4. 环境保护

长时间、高强度、超负荷的抗疫工作，对很多抗疫一线的医护人员的生理和心理都带来了巨大的挑战，因此，管理人员应该为一线医护人员提供更安全、更有保障的工作环境，比如炎热的夏季在核酸采样点、方舱等工作环境中安装空调，准备先进的"冰马甲"等衣物为医护人员降温。

5. 合理排班

在人员充足、条件允许的情况下，合理排班，减少医护人员单次工作时间，让医护人员能及时更换防护装备（纸尿裤/安心裤等），从而减少汗液/尿液浸渍的时间，预防潮湿相关性皮炎的发生。

第四章 尿便失禁性皮炎的康复治疗

第一节 尿便失禁性皮炎的康复治疗技术

下尿路具有储尿和排尿功能，正常的排尿过程依赖于一系列神经及肌肉的协同配合，当尿液不受主观意志控制而由尿道排出时，称为尿失禁，并随着年龄的增长而增加。当气体、液体和固态粪便不受控制地排出肛门则称为便失禁，也称肛门失禁。尿便失禁均可造成潮湿相关性皮炎，而康复治疗技术在尿便失禁治疗中起到了很好的作用。

一、重新建立排尿习惯

1. 认真评估失禁类型，根据具体情况指导患者重新建立排尿习惯，让患者定时排尿。

2. 建议患者养成起床排尿、定时排尿、睡前排尿的习惯。

3. 根据患者病情制订适宜的排尿时间间隔，并让患者记录每周的饮水及排尿情况。如合并急迫性尿失禁患者可根据上周的排尿记录来调整本周的排尿时间表，有意识地延长排尿间隔，以恢复正常排尿节律。比如，开始时排尿间隔为 0.5 ~ 1 小时，以后逐渐延长

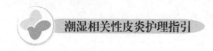

到 2 ～ 3 小时。

二、盆底肌锻炼

1. 盆底肌锻炼压力性尿失禁行为治疗的基础，通过锻炼可提高盆底肌肉力量，使患者的症状显著改善。

2. 快速有力地收缩盆底肌（2 秒）并快速放松肌肉。收缩盆底肌并维持（5 ～ 10 秒），然后以同样长短的时间彻底放松肌肉。每次锻炼盆底肌 15 ～ 30 分钟。

3. 盆底肌锻炼需遵循两个原则：①要掌握正确的锻炼方法，避免臀大肌及腹肌的收缩，否则非但不能改善症状，反而加重病情。②持久性，即使症状已获得改善，仍须持之以恒，并训练"情境反射"，当有咳嗽、打喷嚏或者大笑之前，能主动进行盆底肌锻炼。

三、生物反馈治疗

采用模拟的声音或视觉信号，提示患者正常及异常盆底肌活动的状态，使医生及患者了解盆底肌锻炼的情况，以制订更正确有效的盆底肌锻炼方案。

四、电刺激

即用低电流刺激盆腔神经或阴部神经引起反射性刺激，通过神经回路增加尿道括约肌收缩或者直接刺激盆底肌收缩以加强控尿能力。

五、膀胱训练

膀胱训练是根据学习理论和条件反射原理，通过患者的主观意识活动或功能锻炼来改善膀胱的储尿和排尿功能，从而达到下尿路功能的部分恢复，减少下尿路功能障碍对机体的损害。

1. 习惯训练　根据患者排尿规律安排如厕时间的方法。

2. 延时排尿　对于因膀胱逼尿肌过度活跃而产生尿急症状和反射性尿失禁的患者，可采用此法。部分患者在逼尿肌不稳定收缩启动前可感觉尿急，并能收缩括约肌阻断尿流出现，最终中断逼尿肌的收缩，目标为形成 3～4 小时的排尿间期，无尿失禁发生。

3. 排尿意识训练　适用于留置尿管的患者，每次放尿前 5 分钟，患者平卧，指导其全身放松，并让患者听流水声，想象自己在卫生间排尿，然后缓缓放尿。开始可由护士指导，当患者掌握正确方法后由患者自己训练，护士每天督促，询问训练情况。

4. 反射性排尿训练　在导尿前半小时，轻轻叩击耻骨上区或大上 1/3 内侧、牵拉阴毛、挤压阴蒂（茎）或用手指牵张肛门诱发膀胱反射性收缩，产生排尿。

5. 代偿性排尿训练　Valsalva 屏气法，患者取坐位，身体前倾，屏气呼吸，增加腹压，向下用力做排便动作帮助排出尿液。

6. 生物反馈、盆底肌训练　适用于盆底肌尚有收缩功能的尿失禁患者。患者配合反复收缩盆底肌群，增强支持尿道、膀胱、子宫和直肠的盆底肌肉力量，以增强控尿能力。

7. 膀胱训练注意事项

（1）训练前必须做好评估，接受尿流动力学检查以确定膀胱类型和安全的训练方法，以判断是否可以进行训练。

（2）逼尿肌—括约肌不协同型膀胱不适宜采用膀胱再训练，要避免因训练方法不当而引起尿液反流造成肾积水。

（3）痉挛型膀胱训练时要观察有无自主神经反射亢进的临床表现，并给予及时处理。训练过程中要定时做好动态评估和相关记录。

六、间歇导尿术

间歇导尿术是指通过使用导尿管插入膀胱，排空尿液后立即拔出，按一定时间间隔进行，分为无菌性间歇导尿术、清洁间歇导尿术。

1. 目的

（1）规律排出残余尿量，减少泌尿系统和生殖系统感染。

（2）使膀胱间歇性扩张，有利于保持膀胱容量和恢复膀胱的收缩功能。

（3）间歇导尿可使膀胱规律性充盈与排空接近生理状态，防止膀胱过度充盈。

2. 适应证

（1）非神经源性膀胱功能障碍，如前列腺增生、产后尿潴留等导致的排尿问题。

（2）神经系统功能障碍导致的排尿问题。

（3）膀胱内梗阻致排尿不完全。

（4）精确测量尿量。

3. 间歇导尿时机和频率

（1）间歇导尿时机：间歇导尿宜在患者病情基本稳定、无需大量输液（＜500），饮水规律、无尿路感染的情况下开始，一般于受伤后早期（8～35天）开始。

（2）导尿的频率：导尿间隔时间取决于残余尿量，一般为4～6小时。残余尿大于300毫升每日导尿6次，大于200毫升每日导尿4次，小于200毫升每日导尿2～3次，100毫升每日导尿1次，当每次残余尿量＜100毫升时，可停止间歇导尿。

4. 间歇导尿注意事项

（1）切忌待患者尿急时才排放尿液。

（2）插尿管时宜动作轻柔，特别是男性患者，切忌用力过快过猛致尿道黏膜损伤。

（3）如在导尿过程中遇到障碍，应先暂停 5 ～ 10 秒。并把导尿管拔出 3 厘米，然后再缓慢拔管。

（4）在拔出导尿管时若遇到阻力，可能是尿道痉挛所致，应等待 5 ～ 10 分钟再拔管。

（5）阴道填塞会影响导尿管的插入，因此，女性在导尿前应将阴道填塞物除去。

（6）如遇下列情况应及时报告处理：出现血尿；尿管插入或拔出失败；插入导尿管时出现疼痛加重并难以忍受；泌尿道感染、尿痛；尿液混浊、有沉淀物、有异味；下腹或背部疼痛、烧灼感等。

（7）每次导尿情况需记录在专用的排尿记录表上。

（8）膀胱容量足够、膀胱内压应低于 40 厘米水柱。

5. 饮水计划　由于患者的饮水量或进食量会直接影响其排尿的次数及容量，甚至影响膀胱及肾功能等，所以正确的饮水计划至关重要。在进行间歇导尿前 1 ～ 2 天教会患者按计划饮水，24 小时内均衡地摄入水分。

（1）间歇导尿期饮用足量的液体，确保尿液恒定，不同患者所需液量不尽相同，视患者体格［约 25 ～ 35 毫升（千克／天）］、液体丢失量、循环与肾功能而定，饮水量一般在 2000 毫升，于 6:00 ～ 20:00 平均分配饮水量，每次不超过 400 毫升，入睡前 3 小时尽量避免饮水。可将饮水计划表放置于床边，以便患者及家属参考。

（2）在限水的同时应特别注意患者有无脱水或意识模糊等情况，脱水会使尿液浓缩，加重对膀胱黏膜的刺激，导致尿频或尿急等情况。

（3）及时准确地记录进食或进饮后水分量，每天的进出量需保持平衡，如未能达到目标，需根据情况做出适当的调整。

（4）避免饮用茶、咖啡、酒精等利尿性饮料，尽量避免摄入酸辣等刺激性食物等。

七、留置导尿术

1. 目的

（1）为尿失禁或会阴部有伤口的患者引流尿液，保持会阴部清洁干燥。

（2）在盆腔脏器手术中，保持膀胱排空，避免术中误伤。

（3）抢救危重患者时准确记录尿量，测量尿比重，以密切观察病情变化。

（4）某些泌尿系统疾病手术后留置导尿管，便于引流和冲洗，减轻手术切口的张力，有利于切口愈合。

2. 适应证

（1）重症和病情不稳定不能排空膀胱的患者。

（2）需要摄入大量液体的患者。

（3）应用间歇导尿过程中出现尿路感染，暂时未控制的患者。

3. 禁忌证

（1）怀疑尿道损伤，特别是骨盆创伤、尿道口及会阴部出血、阴囊血肿等情况时。

（2）膀胱容量小，经过治疗仍有强烈的不规律收缩。

4. 并发症

最常见的并发症是尿路感染。此外，长期留置导尿可导致膀胱输尿管反流、尿道关闭不全和尿漏、肾积水、自主性异常反射等，发生率明显高于间歇导尿。

八、肛周盆底肌康复技术

1. 对于存在排便障碍的患者

（1）需避免导致或加剧便秘的药物，大便干结患者使用可溶性纤维或通便药物。建议进食量＞500千卡，有便意时及时排便，避免过度用力和排便过久。嘱患者定期如厕，采用蹲便，需采用坐便如厕的患者，可考虑垫脚凳的方式加强排便。同时，治疗肛门直肠疾病（如肛裂或症状性痔疮）。

（2）肛门直肠生物反馈治疗法：①指导患者腹式呼吸和一种在排便时产生足够推动力的方法；②指导患者放松肛门括约肌，并与增加直肠压力（腹内压）同步；③直肠感觉训练，增强低敏患者的直肠知觉；④球囊排出训练。建议参加4～6次训练，每次间隔数周。

（3）对于具有明显的直肠脱垂和非排空时的巨大直肠前突，且排便症状与典型的阴道隆起或脱垂症状相关时，可考虑手术。

2. 大便失禁

（1）每天进行盆底锻炼，以增强盆底肌肉力量，并用排便日记监测进展，排便日记可包括频率、量（少、中、大）、排泄类型和排便紧迫感等。

（2）用间歇性刺激排便法治疗老年患者大便失禁。利用胃、结肠反射原理，鼓励患者在餐后30分钟排便。初期，可在进餐结束时直肠内置甘油栓剂，该药借其渗透压作用，可吸收肠腔内水分，引起直肠扩张，进而促发反射性排便。

（3）改良气囊导尿管的运用：采用两腔气囊导尿管，将管腔扩大到0.8～1.0厘米，长度不变，原有侧孔放大并做正面开孔（即管头不封口），气囊长度缩短2厘米，囊腔容积增大至20～30毫升。患者取侧卧位或仰卧位，暴露肛门，将导管插入肛门8～10厘米，从气囊管注入空气20～30毫升，轻拉管道并固定于大腿，再将导管与引流袋相接，必要时（大便较稠者）可接负压引流器。

（4）对保守治疗无效的大便失禁患者进行生物反馈治疗。

（5）对于保守治疗和生物反馈治疗无效的 FI 患者，可考虑采用外科手术。

第二节　尿便失禁患者的护理调控

一、尿失禁患者的护理调控

1. 适度从事体育运动　可根据自己的体质和兴趣，有规律地进行身体锻炼（体力、脑力运动）。例如：跑步打球、爬山、太极拳、下棋、打牌等。

2. 积极参与社会活动　做力所能及的事情，保持心情愉悦。

3. 生活方式或行为的改变　所有的健康是可由某些行为调节的，健康行为具有改变的潜力，与压力性尿失禁有关的可改变的健康行为主要有以下几点：

（1）保持正常体重　保持正常体重是预防尿失禁发生的重要因素。研究表明，压力性尿失禁在摄入更多蔬菜、面包和鸡肉的女性中较低，再摄入更多脂肪、饱和脂肪酸、单不饱和脂肪酸的女性和过度摄入碳酸类饮料、锌及维生素 B 的人群中的发生率更高。对于病态肥胖及中度肥胖的女性，减轻体重是降低尿失禁发生率的重要手段。

（2）治疗便秘　因便秘而长期用力排便、过度增加腹压是导致盆腔器官脱垂和尿失禁的一个危险因素。研究表明排便用力过猛和骨盆功能异常有明确的联系。便秘治疗已被证实能显著降低老年性下尿路不适症状。鼓励患者摄入含有丰富的膳食纤维、胡萝卜素和矿物质，每日摄入 400 ～ 500 克蔬菜，以绿色、深黄色、红色蔬菜为佳。

（3）避免饮浓茶、咖啡及酒精类饮料　咖啡因是神经系统刺激物，在体内和体外试验中均证实对逼尿肌有刺激作用，饮用者容易出现膀胱肌肉力量减弱，无力性膀胱是尿失禁尤其是老年女性尿失禁的主要原因。

（4）合理调整饮食结构　随着年龄的增长，人体各种器官的生理功能有不同程度的减退，尤其是消化和代谢功能。研究表明，压力性尿失禁的发生与患者的体重指数增高有关。患者每日应遵循"多水、含纤维、低糖、低热量，适当补充营养素为原则进行合理调配。"鼓励老年尿失禁患者每日摄入 250 毫升的鲜奶和酸奶，肉类每日 100 ～ 150 克，包括"红肉"：如猪肉、牛肉、羊肉；"白肉"：如家禽肉和鱼肉等。

（5）戒烟、治疗肺部疾病以及咳嗽　吸烟引起的咳嗽可以诱发压力性尿失禁的发生。长期慢性咳嗽可加重盆底肌的负担，造成盆底肌松弛。

（6）避免腹压增加的动作及剧烈运动　指导患者注意改变使腹压增高的行为方式和生活习惯，如长期站立、蹲位、负重、长期慢性咳嗽、便秘等。注意适当锻炼。增强体质，对合并慢性咳嗽、便秘等患者给予及时治疗。

（7）生活习惯的调整　尿失禁患者的卧室应离厕所较近，以方便患者如厕。厕所地板应该保持干燥，光线充足，以免跌倒。

二、便失禁患者的护理调控

1. 合理调整饮食　增加膳食中食物纤维的含量，如麦麸、玉米、燕麦、茭白、芹菜、苦瓜水果等。食物纤维不会被机体吸收，但可增加粪便的体积，刺激肠蠕动，有助于恢复肠道功能，增强排便的规律性，有效地改善大便失禁状况。

2. 社会支持帮助　社会支持是个体通过正式或非正式的途径与他人或群体接触，并获得自我价值感以及物质、信息和情感支持。社会支持具有缓解压力和直接影响患者身心健康和社会功能的作用。所得到的社会支持越多，心理障碍的症状就越少。首先，家庭支持是大便失禁患者社会支持的主要来源，扮演着促进和保护个人健康的重要角色。

3. 心理护理　老年人、危重患者大便失禁的护理 当他们经历了排便功能丧失后，经常有意志消沉、抑郁、孤僻、害怕被发现，如不及时防治，则会使他们精神颓废，社会适应能力进一步退化。可嘱患者穿弹性紧身裤，以增加大便节制能力。护理人员对老年患者应采取启发、开导、疏通、宣泄等技术，通过观察、谈话，引导患者说出自己的痛苦、委屈及内心的不安，消除心里积郁，从而达到理想心态。

4. 患者教育　腹泻和便秘是导致大便失禁的原因。

第五章　潮湿相关性皮炎的疼痛管理

第一节　疼痛管理的概念

疼痛是伴随着现有的或是潜在的组织损伤而出现的生理状况与心理因素相结合的直观感受。不同研究者与组织对疼痛有不同的定义，国际疼痛协会（International Association for the Study of Pain，IASP）将其定义为与实际或潜在的组织损伤相关的不愉快的感觉和情绪的体验。健康保健政策和研究署将疼痛定义为：一种不愉快的感觉和情感体验，伴有现存的或潜在的组织损伤或用术语描述的损伤。另一个常用的疼痛定义是 McCaffery 及其同事等对疼痛的定义："不管经历者所描述的内容和无论何时出现，一个人说感到痛，这就是痛。"该定义包含主观因素，并且承认患者对她或他个人承受的疼痛是最佳判断者。因为疼痛是一种主观的感受。2002 年第十届国际疼痛大会上提出，疼痛是继体温、呼吸、脉搏、血压之后的第五大生命体征。然而，疼痛是患者陈述的而非医护人员认为的。作为医护人员，我们的职责是精准地评估患者的疼痛情况以及给予患者有效的止痛治疗，不用判断或怀疑患者主观表述的疼痛。"患者是疼痛的最佳判断者，也是疼痛评估和管理的基础"，这一理念得到了管理机构诸如联合委员会（以前称健康保健组织联合委员会）以及美国疼痛协会（American Pain Society，APS）之类的专业组织的认可。

美国的《疼痛管理新标准》包括：①承认患者对疼痛有适当评估和接受处理的权利；②对所有患者确认有无疼痛，如有疼痛应评估疼痛的性质和程度；③用简单方法定期再评估和追踪疼痛，并记录评估结果；④判定医护人员评估、控制疼痛的能力，保持熟练程度，对新参加工作人员应定向培训，传授评估、控制疼痛方面的知识；⑤医院内必须建立措施和手续，以利于执行有效镇痛药的处方或医嘱；⑥向患者及其家属介绍有效管理疼痛的知识；⑦对计划出院的患者，探讨控制患者症状的必要性。疼痛管理是指通过疼痛评估、记录、治疗和护理，以控制疼痛的诊疗过程。临床上止痛的根本目的是消除患者的疼痛，解除患者的痛苦，提升患者的生活质量，促进患者的身心康复。有效的止痛必须建立在明确诊断的基础上，而疼痛评估是有效止痛的第一步，也是最为重要的步骤之一。因为疼痛不像另外四项生命体征，有客观的评估依据及对应的精准数值，这要求医护人员要通过患者的病历、体格检查和辅助检查等临床资料进行分析，对疼痛的来源、程度、性质等要素做出一个综合性的判断。医护人员必须掌握相关的理论知识，掌握基本的疼痛的评估与记录方法，以保证及时、正确地掌握疼痛的发生、进展与缓解情况，调整治疗方案，从而落实治疗护理措施，提高患者疼痛治疗和护理水平，提高患者的生活质量。而疼痛评估的金标准是患者的主诉。有专家研究显示，对疼痛的程度、性质、部位、诱发因素等的准确表达常是不容易的，作为观察者和倾听者，能够准确地了解患者的疼痛状况和疼痛所引起的痛苦状况也常与实际存在差距。因此，强调医护人员和患者家属要鼓励患者说出疼痛，要认真询问、耐心观察和了解患者的疼痛状况，为疼痛控制提供依据。对于潮湿相关性皮炎的患者而言，由于渗液或是大小便的刺激，造成周围皮肤浸渍，甚至破溃，所以疼痛就成为患者最主要的表现之一。如何帮助患者减轻疼痛症状，需要医护人员对疼痛的性质有明确的认识。

一、潮湿相关性皮炎疼痛的性质分类

（1）刺痛　又称第一疼痛、锐痛或快痛，其痛刺激冲动是经外周神经中的 Aδ 纤维传入中枢的。痛觉主观体验的特点是定位明确，痛觉产生迅速，消失也快，常伴有受刺激的肢体出现保护性反射，一般不产生明显的情绪反应。

（2）灼痛　又称第二疼痛、慢痛或钝痛，其痛觉信号是经外周神经中的 C 纤维传入的。其主观体验的特点是定位不明确，往往难以忍受。痛觉的形成慢，消失也慢。

（3）酸痛　又称第三疼痛，其痛觉冲动经外周神经中的 Aδ 纤维和 C 纤维传入。其主观体验的特点是痛觉难以描述，感觉定位差，很难确定痛源部位。

二、疼痛对患者的影响

潮湿相关性皮炎疼痛对患者存在着较大的影响，主要表现在以下几个方面：

（一）患者的生活质量降低　疼痛特别是慢性伤口疼痛，是一种强刺激源，可造成患者痛苦、自理能力下降、睡眠质量下降、活动受限及社会功能下降、幸福感降低等。

（二）影响伤口愈合　慢性伤口疼痛引起的应激反应使机体免疫力下降，同时疼痛刺激可通过脊髓、交感神经反射引起肌肉、血管收缩致伤口呈缺血状态，延迟伤口愈合。

（三）诱发肾脏器官功能衰竭　长期疼痛刺激会导致患者心率加块、心肌耗氧量增加；使呼吸变浅变快，加重低氧血症和二氧化碳潴留；加重消化功能障碍、食欲缺乏等症状；使肾血管反射性收缩，垂体抗利尿激素分泌增加，尿量减少，从而加重肾损伤。

第二节　潮湿相关性皮炎疼痛评估

在潮湿相关性皮炎疼痛管理中，最大的难题是需要准确判断患者正在忍受的疼痛程度，尤其是有沟通障碍的患者，要做出判断则更加困难。做好疼痛评估是进行有效管理的关键，在为患者进行伤口治疗的同时，可以通过语言沟通，观察患者的面色、体态以及各项生命体征的形式评估患者疼痛的程度，给予相对应的措施。

一、疼痛评分

疼痛评分量表的选择，在临床实践中，衡量疼痛的程度在很大程度上是依赖于患者和医生或护士之间的语言交流。Jensen 于 1986 年提出了当选择评分量表时，一般考虑五项标准，即：易于管理和评分；错误应用的比率；灵敏性（合用的类型数目）；统计的能力；与用其他量表所得结果的相互关系。Jenson 通过对 6 种常用的评分量表进行研究，要求 75 例有慢性疼痛的患者应用全部 6 种方法记录当前的最轻微的、最严重的和平均的疼痛强度，发现用 6 种量表所得结果相似。因此，应用什么量表是操作者的选择。但是相对统一的标准，会更有利于临床应用，有利于专业管理，有利于学术交流，有利于医、护、患的沟通。我们认为，WHO 推荐的"0 ～ 10"疼痛量表，具备以上条件，是目前国内临床上较常使用的并且比较简单准确的测量主观疼痛的方法。这一量表容易被患者理解，可以口述也可以记录。国内外较常采用的几种量表为以下几种：

（一）0～5 描述疼痛量表（VRS）

此方法是加拿大 McGill 疼痛量表的一部分（表 5-1），客观存在的每个分级都有对疼痛程度的描述，也容易被医护人员和患者接受。主要用于描述和测量疼痛的强度。通常被认为是疼痛测量的黄金标准。可用于患者疼痛的登记和评估，还可用于诊断和疗效的判断。

表 5-1　0～5 描述疼痛量表（VRS）

级别	临床表现
0 级	无疼痛
1 级	轻度疼痛：可忍受，能正常生活睡眠
2 级	中度疼痛：干扰睡眠，无需用麻醉镇痛药
3 级	重度疼痛：干扰睡眠，需用麻醉镇痛药
4 级	剧烈疼痛：干扰睡眠较重，伴有其他症状
5 级	无法忍受：严重干扰睡眠，伴有其他症状或被动体位

（二）0～10 数字疼痛量表（NRS）

此方法从 0～10 共 11 个点，表示从无痛到最痛（图 5-1）。此表便于医护人员掌握，也可将此量表给患者，容易被患者理解，可以口述，可以视觉模拟，也可以记录。是一种单维的测量成人疼痛强度的方法，但此量表尺度难以掌握，个体随意性较大，尤其是在疼痛管理专业背景不强的环境中应用，有时会出现困难。

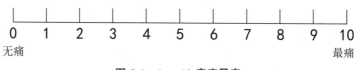

图 5-1　1～10 疼痛量表

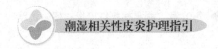

（三）长海痛尺

长海痛尺（图5-2）是将0～10数字疼痛量表（NRS）和0～5描述疼痛量（VRS）结合，将 NRS 的0、2、4、6、8、10 的疼痛评分对应 VRS 的0、1、2、3、4、5 的疼痛描述进行配对使用，研制成长海痛尺。这样保留了0～10和0～5两个常用痛尺的功能和优点；解决了单用0～10痛尺评估时的困难和随意性过大这一突出的问题；解决了单用0～5痛尺评估时的精度不够的问题。

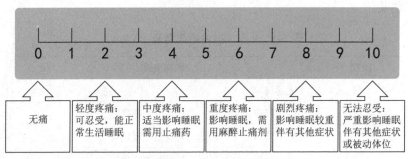

图5-2 长海痛尺

（四）五指法

此方法分类形式与 Prince-Henry 评分法相似。评估时向患者展示五指，小指表示无痛，环指为轻度痛，中指为中度痛，示指为重度痛，拇指为剧痛，让患者进行选择。

（五）0～100评分量表（NRS-101）

此方法与0～10量表相似，0为无痛，100为最痛（图5-3）。本量表对疼痛的表述更加精确，主要用于临床科研和镇痛药研究领域。

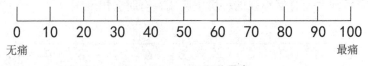

图5-3 0～100评分量表

（六）疼痛的面部表情量表（图5-4）

不同程度疼痛的面部表情。面容 0：表示笑容全无疼痛；面容 2：极轻微疼痛；面容 4：疼痛稍明显；面容 6：疼痛显著；面容 8：重度疼痛；面容 10：最剧烈疼痛。

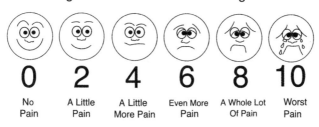

图 5-4　不同程度疼痛的面部表情

（七）Johnson's 二成分量表（图5-5）

此种量表将人对疼痛的感受分成两部分，感觉辨别成分和反应成分，感觉辨别成分是指生理上所感觉的疼痛程度，反应成分是指由这种疼痛的感觉所带来的痛苦，即疼痛给患者带来了多大的困扰。

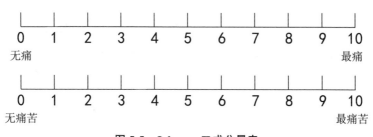

图 5-5　Johnson 二成分量表

二、老年患者潮湿相关性皮炎疼痛的特点

老年患者作为行动能力较低、伴随基础疾病较多、免疫力降低

的特殊人群，发生潮湿相关性皮炎的概率也比较高。此外，对于老年患者而言，他们对疼痛症状的表达也会比较迟缓，具体表现为：

（一）疼痛感受退化

老年人对疼痛的敏感度没有年轻人敏锐，对低水平的疼痛刺激反应较慢。老年人下行性抑制纤维作用减弱，从而导致对严重疼痛的耐受性降低。

（二）疼痛表达能力下降

随着年龄的增长，患者对疼痛的理解和表达能力及准确性均有下降趋势。如老年卒中后语言表达能力下降，可能会用特殊的肢体语言来表达疼痛的感受，如烦躁、摩擦不适部位、不合作等。

（三）机体代谢功能下降

由于老年人肌肉组织减少、组织的脂肪沉淀增加、肾小球滤过率降低等原因，导致镇痛药物易蓄积体内。

第三节　潮湿相关性皮炎疼痛管理

潮湿相关性皮炎疼痛的规范管理能够有效地提高疼痛诊疗水平，减轻患者的痛苦，减少因为疼痛处理过程中可能出现的并发症，为潮湿相关性皮炎的诊疗、愈合提供有效的帮助。对于不同程度的疼痛，医护人员要能做出清晰的分辨，为患者提供安全有效的护理干预，最大程度上给予患者帮助。

一、潮湿相关性皮炎疼痛患者心理护理措施

1. 关心、体贴患者，讲解潮湿相关性皮炎预后和疼痛的原因，使其正确认识疼痛，以减轻患者的焦虑、恐惧等不良情绪。

2. 请家属多理解和关怀患者，使患者尽可能地得到心理、社

会支持。

3. 理解患者对疼痛的反应，以敏锐的观察力和熟练的操作技术给患者以信任感和安全感。

二、潮湿相关性皮炎疼痛的护理措施

（一）潮湿相关性皮炎伤口换药疼痛的护理措施

1. 处理前需要进行充分的沟通。焦虑、惧怕的心情会加重患者在处理潮湿相关性皮炎破损处时的疼痛感，因此处理前应告诉患者破损处处理的程序和步骤，避免患者过于紧张。同时给患者创造一个舒适的环境，注意保护患者的隐私以及私密部位。为患者摆放合适的体位，再进行后续的操作。

2. 清洗破损处的清洗液温度应接近人体温度，可减轻换药时的疼痛感受。患者疼痛明显或破损处面积较大时，可以选择冲洗、淋浴或涡流式冲洗的方法清洗破损处。

3. 清创前应先进行疼痛评估，注意倾听患者主诉，准确评估记录疼痛性质和程度，疼痛明显者可根据创面情况选择自溶性清创。

4. 选择合适的敷料，尽量使用能够避免引起疼痛的敷料或不需要经常更换的敷料。

5. 做好记录，动态观察破损处疼痛变化及转归情况，评估破损处疼痛时，记录单应明确疼痛的强度、部位、性质、护理措施。

6. 做好疼痛的健康宣教，潮湿相关性皮炎疼痛的主观性和多因素性决定了在疼痛管理中必须有患者自身的参与，因此应加强潮湿相关性皮炎患者疼痛的健康教育，使患者了解有关疼痛的相关知识，弥补医护人员与患者对疼痛理解的不一致性，使患者主动参与并配合治疗和护理。向患者讲述潮湿相关性皮炎的疼痛对机体可能产生的不利影响。并说明何时表达疼痛反应及如何表达，疼痛反应包括疼痛强度、性质、部位，并说明这些主诉将成为疼痛治疗的依据，护士将根据主诉所反映的疼痛特点采取必要的护理措施。

（二）潮湿相关性皮炎疼痛的干预护理措施

1. 在为潮湿相关性皮炎患者操作前、操作中、操作后均要评估和再评估患者的疼痛情况，及时进行相应的疼痛干预措施。

2. 在为潮湿相关性皮炎患者更换敷料时，应避免使用由湿到干的敷料。

3. 如果患者皮炎处的敷料已经干燥，在去除敷料前要使用生理盐水彻底地浸湿敷料，特别是边缘部位。不可使用暴力去除敷料，增加患者的疼痛及痛苦。

4. 密切观察潮湿相关性皮炎伤口是否有局部感染的迹象。

5. 轻柔并彻底地清洗或冲洗伤口以去除异物、减少细菌数量，这些物质可以污染伤口而引起感染，感染将会增加潮湿相关性皮炎伤口部位的炎症反应和疼痛。

6. 避免用力包扎因潮湿相关性皮炎所导致的伤口。

7. 保持伤口床及伤口边缘的湿润，避免伤口床和伤口边缘干燥。

8. 应用密封剂、药膏和湿性保护膜保护潮湿相关性皮炎伤口周围的皮肤。

9. 合理使用敷料，减少每天更换敷料的次数。

10. 选择减轻疼痛敷料，包括湿度平衡敷料和避免使用强黏性敷料。

11. 避免在脆弱的皮肤上使用胶带。

12. 必要时可以使用镇痛剂，减少患者在变换体位或移动、转运的情况下而造成的疼痛。

13. 在转运患者、协助翻身或抬起患者时要避免皮肤撕裂。

三、潮湿相关性皮炎疼痛管理的意义

潮湿相关性皮炎的疼痛给患者带来极大的痛苦，有效的疼痛管理可减轻患者的痛苦，同时能提高患者的生活质量，还能改善患者对治疗的态度，提升患者的依从性。疼痛管理的意义在于安全、及时、有效和合理地管理和控制疼痛，使患者恢复健康。加强宣传和教育，使人们认识到疼痛的危害和及时介入管理的重要性和必要性，认识到缓解患者痛苦是医疗健康服务的一项重要任务。每一位临床医护人员都要认识到这一点，以积极的态度关爱每一位疼痛患者，给予患者及时、有效的缓解疼痛的治疗，以最大程度帮助患者改善他们的生活质量。

第六章 潮湿相关性皮炎的护理案例分享

案例 1 尿失禁性皮炎患者的护理

尿失禁是指尿液不自主的流出。尿失禁患者会阴部长期受尿液不良刺激,尿液中含有的尿素等代废物接触皮肤,影响皮肤表层的微生物环境,改变皮肤的 pH 值,使受刺激部位的皮肤出现片状与受压无关的红斑、水肿、浸渍、湿疹、剥脱、破损、丘疹、糜烂,严重者出现皮肤表层的缺失、渗液,伴或不伴有感染等。局部皮肤伤口的边界通常不清晰,呈弥散式,伴有瘙痒或疼痛以及继发性的真菌感染。尿失禁性皮炎的护理关键在于皮肤护理。避免皮肤长期接触刺激物,采用结构化的皮肤护理方案:清洁—保护—修复。并根据尿失禁性皮炎的不同程度采用不同的处理方案(详见第三章第六节)。

一、患者资料

患者夏女士,83 岁,在外院因呼吸困难行气管切口呼吸机辅助通气治疗,病情好转脱机治疗后仍有咳痰,于 2022 年 6 月 17 日收入我院 RICU,诊断为:呼吸衰竭,目前患者仍存在四肢无力、吞咽困难,鼻饲饮食,气管切开术后状态,不能言语,小便保留导尿管但仍有漏尿，日常生活不能自理，会阴部大面积尿失禁相关性皮炎，患者会阴评估工具 PAT 评分 10 分，属于高危人群。

二、护理评估

（一）危险因素评估

1. 尿道括约肌松弛　与患者长期留置尿管有关，一般老年患者导尿管留置期间常会出现尿液外漏的情况，而老年女性患者通常存在尿道括约肌松弛的现象，因而更容易发生留置导尿管漏尿的现象。

2. 腹部压力增大　与患者气管切开有关，因为气管切开患者处于卧位，需要对患者进行吸痰操作，以防止呼吸道感染等并发症。而在进行吸痰操作时，由于气道受到刺激易诱发咳嗽反应，从而使患者腹内压增大，尿液容易从尿道漏出。

3. 与患者移动能力受限及认知意识下降有关　意识状态是尿失禁性皮肤发生风险的重要风险因素，且意识障碍程度与 IAD 发生风险呈正相关。该患者是 1 例有言语困难、移动能力严重受限且认知困难的患者，当患者出现小便失禁时，患者的个人卫生无法自理，且无法及时表达自己的情况，一定程度上延长了皮肤浸泡在尿液中的时间，增加了失禁性皮炎发生的风险。

4. 与患者年龄大及皮肤状况差有关　老年人由于代谢减慢、表皮细胞更新速率减少、皮质和汗腺分泌减少、皮肤保湿能力降低以及屏障功能降低等生理上的退行性变的出现，会导致老年患者皮肤萎缩、迟钝和敏感。这些会导致老年人皮肤易受损伤、感染。

（二）局部皮肤评估

患者会阴及大腿内侧大面积皮肤发红、紫色呈"镜面状"，局部皮肤光亮潮湿，伴有少量皮肤破损，少量渗出，皮下无硬结

（图 6-1）。

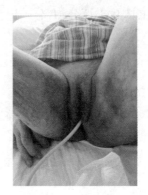

图 6-1　接诊时

三、护理目标

1. 隔绝尿液刺激皮肤，避免尿失禁性皮炎部位继续受损。

2. 正确采用结构化的皮肤护理方案，促进组织修复。

四、护理措施

1. 处理漏尿　老年女性患者长期留置导尿发生漏尿的原因很多，临床上应针对不同的原因采取相应的措施，预防漏尿的发生。具体包括：①选择合适型号的导尿管：老年患者尿道口萎缩，尿道松弛，因而经常发生因导尿管型号过小，尿管过细与尿道不能完全吻合而导致尿液外渗的情况。故应选择合适型号的导尿管以避免漏尿。②避免膀胱内压力过高：尿管予以持续开放 1 次，妥善固定患者的尿管，定期更换，防止打折、扭曲、受压等。③给患者进行吸痰时动作轻柔，避免刺激患者，减少咳嗽，避免膀胱内压升高，对患者实施低负压吸痰护理，减少对患者的刺激。

2. 及时清除排泄物　由于患者存在活动和移动障碍，每 2 小时对患者进行翻身拍背及体位摆放，避免局部皮肤长期受压，且能在一定程度上及时发现患者的失禁情况，从而及时清除排泄物。

3. 实施结构化皮肤护理方案皮肤清洁（图 6-2 ～ 6-5）：①清洗产品：37 ～ 40 ℃温水；清洗工具：一次性无纺布；清洗频率：6 ～ 8小时 1 次；清洗方法：温柔的清洗，尽量减少摩擦，清洗后软布拍干；②皮肤滋润（必要时）：局部皮肤使用润肤产品；③皮肤保护：每次清洗会阴部皮肤后将造口护肤粉均匀涂抹在失禁涉及的皮肤区域，再喷洒皮肤保护膜，直至红斑消退。

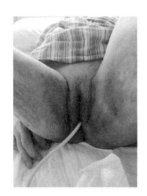

图 6-2 清洗前

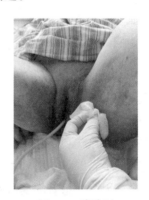

图 6-3 清洗时

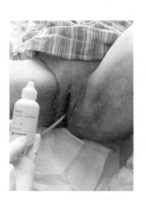

图 6-4 造口粉外用

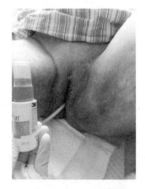

图 6-5 液体保护膜保护

4. 透气可吸收产品的使用：使用吸水性强的护理垫、棉质尿片。

5. 定期评估并记录尿失禁性皮炎的预防及处理效果。

五、健康教育

1. 向患者家属解释留置导尿管的必要性，为患者选择合适型号的导尿管，减少漏尿现象。

2. 指导患者家属处理尿失禁皮肤护理方案，及时清洗皮肤上的排泄物，避免排泄物在皮肤表面附着。皮肤清洗之后使用有滋润功能的润肤产品，为患者选择润肤剂时需注意不是所有的润肤产品都有修复皮肤保护层的作用，保湿剂不能用于已经浸渍的皮肤上。

六、效果评价

本案例患者经过及时处理漏尿、清除排泄物，实施结构化皮肤护理方案 7 天后，患者的皮肤发红面积缩小趋于愈合（图 6-6）。

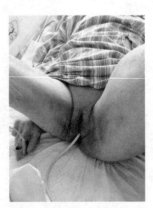

图6-6　失禁性皮炎趋于愈合

案例 2　大便失禁性皮炎患者的护理

便失禁也称肛门失禁，指气体、液体和固态粪便不受控制地排出肛门。具体为皮肤长期或者反复与大便接触，加之粪便中的活性酶化学刺激、反复清洗的机械性损伤，会导致臀部皮肤发红、破损，引起皮肤炎症。虽然失禁性皮炎不会直接危害患者生命，但会导致疼痛、皮温升高不适、睡眠障碍，若不及时处理可能会导致患者感染及住院时间延长，给患者带来生理与心理痛苦，不利于患者的快速康复。

一、患者资料

患者李女士，79 岁，脑卒中病史，因右侧肢体活动障碍，急诊 CT 提示脑梗收治入我院神经内科，检查提示患者左侧肢体肌力 5 级，右侧偏身深浅感觉减退，双肺呼吸音粗且散在干湿性啰音，入院评估患者带入鼻饲胃管，二便失禁，使用成人尿布，尿布潮湿，水样便，两侧臀部上方皮肤出现破损、渗出、少量坏死组织覆盖，外盖干纱布，揭除纱布时患者表情痛苦。

二、护理评估

（一）危险因素评估

1. 与水样便持续刺激皮肤有关　患者鼻饲饮食，大便稀薄且次数较多，因粪便中含有消化酶，使皮肤角质层和角质蛋白溶解。水样便比成形便对皮肤刺激性更强，因水样便含有较多的胆盐和胰脂酶，易造成皮肤炎症。

2. 与患者长期卧床移动能力受限有关　长期卧床移动能力受

限患者局部皮肤组织灌注不足，对外界不良刺激造成粪水性皮炎的风险增加。

3. 与患者年纪较大及皮肤耐受性减弱有关　老年人皮肤弹性较差，皮肤正常保湿功能下降，更易出现粪水性皮炎。

（二）局部皮肤评估

患者两侧臀部上方对称皮肤破损，呈镜面状，面积 7 厘米 × 20 厘米，创面有坏死组织覆盖，50% 红、25% 黄、25% 黑，少量渗出，伤口的边缘不清晰，伴有疼痛。PAT 评分 10 分（图 6-7）。

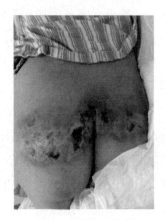

图 6-7　粪水性皮炎

三、护理目标

1. 通过对粪水性皮炎的早期识别和早期治疗，同时准确辨别粪水性皮炎与压力性损伤的特征，针对性地进行正确的后续治疗和管理。

2. 采用结构化的护理措施提高治疗效果，促进创面愈合，从而减轻患者痛苦，同时减轻临床护理负担，取得较为满意的治疗效果。

四、护理措施

1. 及时对患者进行动态评估，根据患者排便性质及频次，对患者发生失禁性皮炎进行风险预测，尽早识别患者高风险后合理干预。

2. 识别和治疗可逆的病因，鼻胃管营养支持过程中，密切观察患者的胃肠道功能与耐受情况，避免肠内营养相关腹泻的发生。与医生沟通，合理应用抗生素调节患者胃肠道菌群，针对病因采取措施，同时通过合理的饮食调节来控制失禁，必要时遵医嘱使用止泻药。

3. 每次排便后用 pH 值接近正常皮肤酸碱度的产品（pH 值为 5.5 ~ 5.9）清洁局部排泄物，用温水清洗会阴部皮肤，保持动作轻柔、切勿粗暴擦洗；患者大便后，使用温湿的棉柔巾仔细清洗患者的肛周与臀部皮肤，彻底清洁后再使用干净的棉柔巾将水分轻轻蘸干。

4. 根据患者皮肤情况，选用具有皮肤保湿增强皮肤屏障和皮肤修复作用的中药，清洁创面后使用地榆炭加黄连膏外敷创面，地榆可凉血止血、抑菌、泻火解毒；黄连膏由黄连、黄柏、当归等药物与麻油调和而成，药方中黄连与黄柏性寒味苦，具有清热利湿、止痒、泻火解毒等功效；当归有利湿、止痒之功效，中药湿敷药物作用直达患处，更加利于药物吸收，诸药合用，共同发挥祛风止痒、抗炎抑菌、清热利湿等作用，进而有效促进皮炎愈合，降低并发症发生风险，提升患者身心舒适度（图 6-8）。

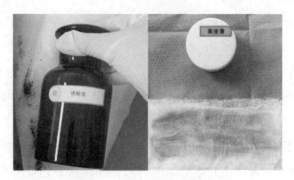

图 6-8　中药地榆炭、黄连膏

五、健康教育

1. 对于使用药物治疗的患者，告知需遵医嘱使用止泻药，改善腹泻，促使大便成形。

2. 告知家属需及时清理排泄物和清洗皮肤，避免粪便残留。指导家属做好清洁工作，如用温水清洗，水温不可过高，清洗时动作应轻柔，勿用力摩擦皮肤，清洗后使用柔软毛巾蘸干皮肤。

3. 指导家属清洁和揩干皮肤后可使用润肤剂，如含有甘油或凡士林的润肤剂，填补皮肤角质层细胞间的脂质，帮助皮肤恢复其有效的屏障功能。

4. 指导家属居家如何使用皮肤保护剂，在皮肤表面形成保护膜，避免皮肤暴露于粪便和减少摩擦。

5. 若实行皮肤护理方案 1～2 天后，皮肤状况无明显改善，或怀疑有皮肤感染时，需及时就医治疗。

六、效果评价

积极干预患者排便频率和粪便性质以后，患者局部皮肤在粪便中的暴露机会减少；将地榆炭和黄连膏联合应用，具有很好的效果，使患者皮肤受损处缩短愈合时间，加速创面愈合（图 6-9）。本案例的联合方案具有协同作用，优于单独使用。同时，中药涂擦及中药湿敷属于中医外治法，外用药物用于皮肤处对于身体内在影响很小，患者也乐于接受，方便使用。大大减少护理工作量，降低大便致失禁性皮炎的发生率。

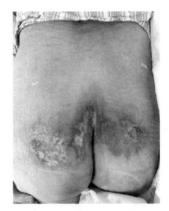

图 6-9 失禁性皮炎愈合

案例 3 PTCD 导管相关性皮炎患者的护理

经皮肝穿刺置管引流术（percutaneous transhepatic cholangial drainage，PTCD）是在 CT 引导下，利用特制穿刺针经皮穿入肝内胆管，再将造影剂直接注入胆道而使肝内外胆管迅速显影并通过造影管行胆管引流，可用于恶性肿瘤的姑息治疗，重症梗阻性黄疸的术前准备等。部分晚期恶性梗阻性黄疸患者，因无法实现胆道内引流，时常需要长期留置 PTCD 管。PTCD 管置管后当胆汁沿引流管从穿刺处渗出至皮肤时，易形成胆汁性皮炎，因为胆漏液多为碱性或酸性黏液，会对皮肤造成持续不良的刺激。受刺激部位的皮肤易出现红斑、小水疱、糜烂、结痂、脱屑等损害，严重者出现坏死和溃疡。皮肤边界清楚，不对称。胆汁性皮炎的护理关键在于皮肤护理。故在更换伤口敷料时需注意观察引流口处的皮肤，观察有无渗血、渗液、红肿等情况出现，避免皮肤长期接触刺激物。采用的皮肤护理方案为：消毒—保护—修复。

一、患者资料

患者女性，60岁，确诊胆管癌2月余，发热1天。于6月10日以胆管癌收入院。患者1月余前因"目黄、尿黄"就诊，完善腹部MRI检查，考虑胆管癌，家属要求姑息治疗，行超声引导下经皮肝胆管引流术（PTCD），病情好转后患者带管出院。1天前，患者无明显诱因出现发热，自测体温40℃。患者PTCD管穿刺处皮肤出现瘙痒、红斑。

二、护理评估

（一）危险因素评估

1. 穿刺点扩大　与患者长期留置PTCD管有关，一般患者留置PTCD管时间较长时，由于频繁日常活动时，会引起PTCD管反复拉扯，造成穿刺点扩大的现象，从而容易发生PTCD管穿刺口胆汁渗漏的现象。

2. 与扩张管粗于内置引流管有关，因为引流管直径与扩张管直径不匹配，造成引流的外渗。

3. 与胆道梗阻后其压力较高，胆汁沿针道流入腹腔直接有关。患者对胆汁外渗的严重性不了解，且未及时就医，一定程度上延长了皮肤浸泡在胆汁中浸润的时间，增加了胆汁性皮炎发生的风险。

4. 与引流管放置不当有关，部分分侧孔位于肝实质或肝外，或者引流管下段不通畅，胆管压力增高导致胆汁漏出。

5. 与导管堵塞导致穿刺点渗血渗液有关，导管堵塞的原因较多，比较常见的是长期引流致胆汁盐沉积或胆道出血易致血凝块阻塞引流管；肠内食物反流阻塞引流管；引流管体内位置固定不确切或外力致引流管外移等。经查本案例中存在引流管外移的情况。

（二）局部皮肤评估

患者穿刺周围皮肤出现瘙痒、红斑，局部皮肤潮湿，伴有少量皮肤破损，少量渗出，面积约为 4 厘米 ×3 厘米（图 6-10）。

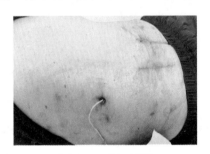

图 6-10　伤口情况

三、护理目标

1. 妥善固定导管，隔绝胆汁刺激皮肤，避免胆汁性皮炎部位继续受损。

2. 正确采用皮肤护理方案，促进组织修复。

四、护理措施

1. 引流管护理　此类患者往往长期带管，要保持长期有效引流，管道的护理非常重要。首先给予妥善固定，虽然胆道引流管内部有一细线收紧后使远端卷曲达到内固定的作用，但是不能避免患者外力的原因而将引流管拉出，将引流管使用缝线缠绕打结留两个线头固定引流管。引流口朝下，避免引流管受压和扭曲、打折，防止堵塞，必要时在无菌技术下行引流管冲洗，引流袋每天更换一次，严格无菌技术操作，下床活动时，可以去除引流袋，观察患者每日引流液体情况。

2. 本案例伤口皮肤护理方案：

① 伤口处理：用0.9%生理盐水清洁伤口，碘伏消毒伤口。（图6-11、图6-12）

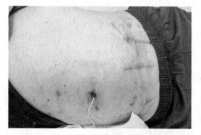 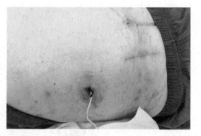

图6-11　清洁伤口及周围皮肤　　　图6-12　消毒伤口及周围皮肤

② 皮肤保护：每次消毒皮肤后，根据情况使用银离子藻酸盐敷料填充伤口处，以便于吸附渗液、防止伤口进一步感染。（图6-13）

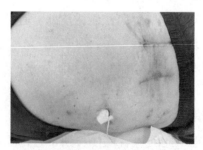

图6-13　填充银离子藻酸盐敷料

③ 先将造口粉均匀喷涂于患处皮肤上，抹去多余造口粉，然后在距离皮肤表面10～15厘米处喷洒液体敷料。因为造口粉的主

要成分为羧甲基纤维素钠、瓜尔豆胶及黄原胶，具有很好吸湿效果，可以保持皮肤干爽，与受损皮肤的渗液作用后还可形成凝胶状的保护层，减轻皮肤损伤。液体敷料是一种由薄膜剂（丙烯酸盐共聚物）、溶剂（六甲基二硅醚、异辛烷）和增塑剂（聚乙基苯甲基硅氧烷）组成的多聚合溶液，喷洒于皮肤表面后，可迅速形成一层无色、透明的薄膜，不仅便于皮肤状况的观察，而且能起到隔离作用，从而降低了各种理化因素对皮肤的刺激，避免细菌感染。同时，该液体敷料良好的透气性保证了皮肤的正常呼吸，为创面愈合提供了湿性环境。两者相互融合后，可以在伤口周围的皮肤表面形成一层保护膜，防止渗液对伤口周围皮肤造成腐蚀的情况。（图 6-14、图 6-15）

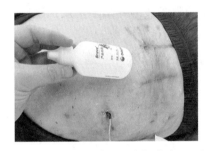

图 6-14　造口粉均匀喷涂

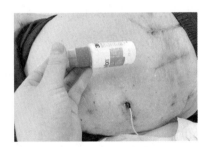

图 6-15　喷涂液体保护膜

④ 根据伤口长度裁剪合适长度敷料覆盖伤口。（图 6-16、图 6-17）

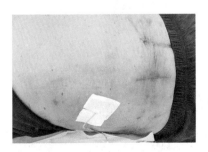

图 6-16　裁剪合适敷料

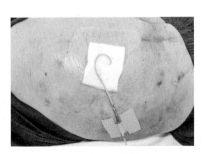

图 6-17　妥善固定

⑤ 换药频率为 2～3 天换药 1 次。

3. 营养支持疗法的护理　营养支持可以改善患者的全身情况，有利于愈合。可采用经中心静脉的完全胃肠外营养（TPN）。

4. 定期评估并记录胆汁性皮炎的预防及处理效果。

五、健康教育

1. 医护人员需将引流管阻塞、脱落等造成的危害告知患者及其家属，指导家属如何对引流液的质量、性质、颜色等进行观察与记录，将引流管的固定、保护方法等向患者及其家属进行详细讲解。

2. 对于大量渗液引起的伤口愈合不良，有效控制渗液是伤口护理取得成功的关键因素，其次在控制渗液的基础上早期抗感染、调控血糖、增加营养、心理护理是成功的重要因素。

六、效果评价

每次更换敷料时都要评估穿刺口处周围皮肤，本案例患者经过及时处理 PTCD 管及穿刺处漏液，实施皮肤护理方案一周后，患者的皮肤红斑面积缩小，面积约 0.5 厘米 × 0.5 厘米，溃疡趋于愈合。（图 6-18）

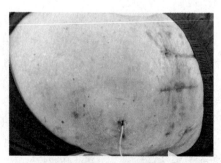

图 6-18　伤口趋于愈合

案例 4 PICC 导管周围皮肤潮湿相关性皮炎

PICC 导管周围皮肤潮湿相关性皮炎主要发生于 PICC 导管周围的接触部位皮肤,有一定形态,境界清楚,经积极处理缓解后,可遗留暂时性色素沉着。根据局部症状及严重程度可分为:①轻度表现为红斑、散在丘疹,轻度瘙痒;②中度出现瘙痒加重,有水泡,但无皮肤破损;③重度可出现大疱、糜烂、渗出、皮肤破溃等,少数严重患者可出现发热、畏寒、恶心、头痛等全身症状。PICC 置管后局部皮肤发生潮湿相关性皮炎的原因有性别、过敏体质、内环境的改变、季节、材料、消毒剂等。

一、患者资料

患者陈××,男,62 岁,结肠肿瘤术后,患者于 2018 年 5 月 5 日入院行第三周期化疗。入院查看 PICC 导管及局部皮肤,发现导管贴膜内大量汗液,贴膜已松动,导管周围皮肤过敏样反应,局部皮肤红疹,部分已破溃,面积 5 厘米 ×10 厘米,导致 PICC 导管周围皮肤潮湿相关性皮炎(图 6-19)。

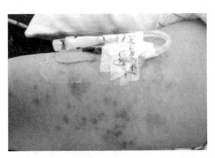

图 6-19 入院第二天

二、护理评估

（一）危险因素评估

1. 敷料　患者使用的 3M 敷贴具有不透气、不透水无法吸收汗液及渗液、粘贴牢固等特点，虽然 3M 敷贴成本低，但出现潮湿相关性皮炎的几率最高。

2. 消毒液　选择合适的消毒剂，置管后科学的导管维护和皮肤护理对预防置管处皮肤护理尤其重要。通过研究发现在使用皮肤消毒剂后，再用生理盐水进行擦拭，可以有效地减少消毒液在皮肤上的残留，因为生理盐水性质温和，pH 值呈中性，对皮肤无刺激，可以有效地减轻因消毒剂引起的过敏。

3. 患者体质　患者为老年恶性肿瘤患者，易出汗体质，且目前静脉化疗抗肿瘤药物，机体免疫力低，皮肤弹性及耐受性差。

4. 患者依从性差　患者未依从医嘱定时进行导管维护。PICC 置管成功后，患者是否依从医嘱更换贴膜和冲管是影响 PICC 导管相关并发症的重要因素。

（二）局部皮肤评估

患者 PICC 导管周围皮肤潮湿相关性皮炎，面积 5 厘米 × 10 厘米，局部皮肤红疹，部分已破溃，少量渗出液（图 6-4-1）。

三、护理目标

1. 3M 敷贴所致 PICC 导管周围皮肤潮湿相关性皮炎愈合。
2. PICC 导管妥善固定，管道通畅。

四、护理措施

1. 消毒：以 0.9% 生理盐水代替酒精清洁局部，以减少酒精对局部皮肤破溃面的刺激，减轻患者的疼痛；再碘伏消毒三遍，规范维护待干。

2. 局部用药：以地塞米松注射液 5 毫克局部纱布湿敷，待干。

3. 贴膜裁剪：用 HP 透气贴膜。根据皮疹范围及部位用无菌剪刀进行裁剪，尽量暴露皮疹部位，对于无法暴露皮疹部位的情况予以无菌纱布覆盖吸收皮疹渗液，加强宣教防脱管。

4. 再给予一天两次派瑞松软膏外涂局部暴露皮肤。（每次都以生理盐水清洁后再涂软膏）

5. 观察局部破溃面干燥无渗出，贴膜无卷边，覆盖面及穿刺点干燥。（图 6-20）

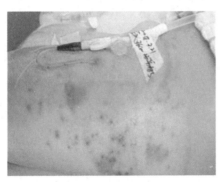

图 6-20　入院第三天

五、健康教育

1. 保持局部干燥，避免流汗，汗液长时间浸湿皮肤会引起皮疹。

2. 如出汗，贴膜粘贴性不强应及时更换。如天气比较热应适当开空调、风扇等。

3. 贴膜一周更换一次，如遇特殊情况可提前不可退后。

4. 加强对导管的自我保护意识，提高依从性。

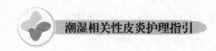

5. 教会患者观察穿刺局部有无渗漏、穿刺点有无出现局部潮湿相关性皮炎症状，如出现皮疹、分泌物等症状及时就医。

六、效果评价

本案例经过及时处理两天后，患者的皮肤发红面积缩小趋于愈合。患者于入院第四天出院，PICC 导管周围潮湿相关性皮炎局部干燥结痂。出院一周电话回访，患者自诉按期到 PICC 门诊维护，目前导管周围皮肤潮湿相关性皮炎已完全愈合。（图 6-21）

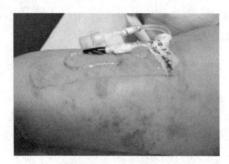

图 6-21 入院第四天

案例5 造口相关粪水性皮炎的护理

肠造口可在不影响消化功能的基础上替代肛门排便功能。由于肠造口周围无括约肌控制，致使肠液、粪便等分泌物易随造口溢出，引发粪水性皮炎，若造口护理操作不规范，加之肠造口长期溢出碱性消化液对周围皮肤造成不同程度刺激，会使患者皮肤防御机制减弱，导致肠造口周围皮肤产生红肿、糜烂甚至坏死症状。因此，临床需重视肠造口患者的造口周围粪水性皮炎的预防及护理，以降低肠造口患者粪水性皮炎发生风险。

一、患者资料

患者朱女士，72岁，因造口袋粘贴不牢固，发生排泄物外漏，肠造口周围皮肤刺痛来院。该患者3周前因直肠癌行直肠癌根治术（Dixon）、回肠袢式造口术，手术顺利。术后排气、排便畅，恢复良好，术后10天康复出院。出院后由其家属协助护理造口，主诉出院后造口袋粘贴困难，出现造口袋粘贴后频繁渗漏，需频繁更换造口袋，每天需要更换3～5次，肠造口周围皮肤受粪水浸渍出现红肿、破溃、渗液、刺痛严重影响睡眠及精神状态。

二、护理评估

（1）危险因素评估

1. 肠造口手术改变了患者以往的排便方式且不能随意控制，同时也改变了患者的身体外形，对患者生理和心理都是沉重的打击。

2. 高龄患者学习和动手能力减退，操作不当容易出现造口袋粘贴不牢固，当造口底盘与造口周围皮肤粘贴不牢时，粪液就容易从造口底盘的某一位置渗漏出来，粪水中的消化酶直接刺激皮肤，导致皮炎。

3. 老人腹部皮肤松弛缺乏弹性，存在皱褶，皮肤表面不平整，使用常规方法佩戴造口袋时，造口底盘与皮肤常常存在缝隙，排泄物外渗侵蚀肠造口周围皮肤导致破损、刺痛，更是增加了患者的心理负担和身体痛苦。

（2）局部皮肤评估

1. 患者佩戴一件式透明造口袋，造口袋已出现渗漏，肠造口呈椭圆形位于右下腹，为回肠袢式造口，大小4厘米×2厘米，肠造口黏膜高出皮肤1.5厘米，肠造口黏膜红润，有黄色稀便流出，肠造口周围皮肤破损。

2. 造口周围皮肤评估（图 6-22）

（1）仰卧位时肠造口周围皮肤无凹陷、褶皱；坐位时患者腹壁皮肤松弛可见腹部褶皱，近端开口为排便出口。

（2）皮肤问题：4 ～ 8 点钟方向表层皮肤破溃、渗出，10 ～ 1 点钟方向皮肤潮红伴散在表皮脱落；DET 评分 10 分。

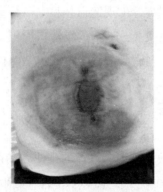

图 6-22　造口周围粪水性皮炎

三、护理目标

1. 通过分解更换造口袋步骤，减轻患者或家属独立更换造口袋的难度；

2. 系统性地向患者及其家属讲解肠造口相关知识，有针对性地指导患者及家属进行造口护理；

3. 指导患者及其家属妥善粘贴造口袋，有效收集肠造口排泄物，减少造口周围皮肤刺激，减轻患者痛苦，缓解焦虑情绪。

四、护理措施

1. 清洁：使用柔软清洁纸巾清理排泄物，再用清水棉球轻柔地清洁肠造口黏膜及其周围皮肤。清洁干净后再用柔软的干毛巾蘸干造口周围皮肤。因患者皮损处疼痛，故注意清洗时动作轻柔，避免采用来回擦洗的方法或用粗糙的纸巾或毛巾擦洗，避免加重皮肤损伤。

2. 皮炎的处理：造口周围皮肤使用造口护肤粉，先撒上薄薄一层护肤粉（图 6-23），造口护肤粉具有较强的吸水力，局部轻柔涂抹形成薄层凝胶，维持持久稳定的湿润环境，减少创面能量的丢失，增加创面的血流量，利于局部血运与细胞的供氧，促进瘀滞组织的恢复和残存组织的再生，通过吸收伤口创面的渗液，激活多种酶，促进生长因子的释放，消除坏死组织，减少溃疡的发生，促进创伤的创面上皮化；距离造口 10 ～ 15 厘米喷洒液体皮肤保护膜予造口周围皮肤（图 6-24），3M 液体敷料含有脂肪酸脂及茴香，能在皮肤表面形成脂质保护膜，预防表皮水分流失，维持皮肤干燥，且敷料表面透明，使用时便于观察，同时具有透气性、无牵拉性等特点，利于皮肤呼吸，患者舒适度较高，最后待干。重复涂造口护肤粉及喷无痛皮肤保护膜 2 ～ 3 次。

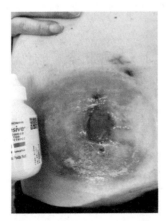
图 6-23　使用造口护肤粉图

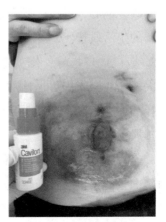
6-24　喷洒液体敷料

3. 裁剪造口底盘：根据造口形状合理修剪造口底盘孔径，裁剪大小以造口形状和大小为标准再加 1 ～ 2 毫米，避免过大或者过小。由于患者腹部皮肤松弛，可选用凸面底盘配合腰带，粘贴造口袋时注意用手指抚平造口周围皮肤褶皱，使造口周围皮肤平整后再将造口底盘沿着肠造口紧密地贴在皮肤上，同时使用防漏贴环确保底盘与造口周围皮肤粘贴紧密，再用手指由内向外轻压底盘，使其与皮肤更贴合，防止排泄物渗漏，减少肠造口周围皮肤暴露在粪水中的机会。

五、健康教育

1. 心理护理：大部分患者及家属对造口有排斥、恐惧、焦虑等心理问题，医护人员应该多关注患者，造口护士应进行心理护理并讲解造口护理知识，使患者及其家属熟练掌握造口底盘"ARC"的标准更换流程，加强对造口袋选择、更换的指导，详细向患者及家属讲解出现这些症状的原因以及指导处理方法，消除心理焦虑，以良好的心理状态面对造口，从而提高患者心理接受能力，增强自理能力和康复信心，减少因操作及护理不当造成的并发症，提高患者及家属的生活质量。

2. 造口护理指导：修剪造口底盘时，底盘孔径不宜过大，比造口大 1 ～ 2 毫米即可，粘贴造口袋时保持造口周围皮肤平整，同时选择凸面底盘配合造口腰带保证底盘与皮肤之间的密合性，避免发生排泄物渗漏。

3. 生活指导：造口袋粪便超过 1/3 ～ 1/2 时及时排放，避免因造口袋内排泄物过多造成重力牵拉。白天可适当活动，避免长时间躺卧，导致粪便不能及时收集到造口袋内而发生渗漏。

4. 饮食指导：病情允许指导患者尽量进食固体类食物或可溶

性纤维食物，使粪便成形，以减少粪水刺激。

六、效果评价

6天后更换造口袋再次评估，造口底盘粘贴紧密无渗漏，揭开的底盘未沾染粪便，肠造口周围皮肤的刺激性皮炎已经完全愈合（图6-25）。患者主诉无疼痛感，体感舒适。

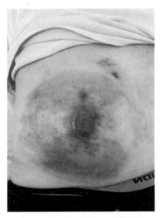

图6-25　粪水性皮炎愈合

参考文献

［1］北京护理学会《成人失禁相关性皮炎护理实践专家共识》(2017 年版)。

［2］《国内外失禁相关性皮炎护理实践专家共识解读》[J]. 中国护理管理，2018，18（1）：3—6.

［3］Arndt K，Bowers K. Manual of Dermatologic Therapeutics. 6th ed. Philadelphia：Lippincott Williams & Wilkins；2002.

［4］ARNOLD-LONG，MARY，EMMONS，KEVIN，CHOVAN，JOHN D. Incontinence-Associated Dermatitis and Intertriginous Dermatitis as Nurse-Sensitive Quality Indicators A Delphi Study［J］. Journal of wound，ostomy，and continence nursing：official publication of The Wound，Ostomy and Continence Nurses Society，2018，45（3）：221—226.

［5］ARNOLD-LONG，MARY，JOHNSON，EMILY. Epidemiology of Incontinence-Associated Dermatitis and Intertriginous Dermatitis（Intertrigo）in an Acute Care Facility［J］. Journal of wound，ostomy，and continence nursing：official publication of The Wound，Ostomy and Continence Nurses Society，2019，46（3）：201—206.

［6］Berg RW，Buckingham KW，Stewart RL. Etiologic factors in diaper dermatitis：the role of urine［J］. Pediatr Dermatol，1986，3：102—106.

［7］Berg RW，Milligan MC，Sarbaugh FC. Association of skin wet ness and pH with diaper dermatitis［J］. Pediatr Dermatol，1994，11：18—20.

［8］Berg RW. Etiologic factors in diaper dermatitis：a model for development of improved diapers［J］. Pediatrician，1987，14（suppl 1）：27—33.

［9］Black JM，Gray M，Bliss DZ et al. MASD Part 2：Incontinence-Associated Dermatitis and Intertriginous Dermatitis［J］. J Wound ostomy Continence Nurs，2011，38（4）：359—370.

［10］Blackburn Joanna，Ousey Karen，Taylor Lauren，et al. The relationship between common risk factors and the pathology of pressure ulcer development：a systematic review［J］. Journal of wound care，2020，29（13）．

［11］Bolton LL，Monte K，Pirone LA. Moisture and healing：beyond the jargon [J]. Ostomy Wound Manage, 2000, 46 (1A)(suppl): 51S-62S.

[12] Chinese Nursing Association. Nursing care for adult stoma patients [EB/OL]. (2020-01-03)[2021-06-07]. http//www.zhhlxh.org.cn/cnaWebcn/article/2127.

[13] Colwell J, Ratliff C, Coldberg M, et al. MASD Part 3: Peristomal moisture associated dermatitis and periwound moisture associated dermatitis consensus [J]. J Wound Ostomy Continence Nurs, 2011, 38 (5): 541—553.

[14] Contrada Emily. 1.5 CE Test Hours: Pressure Injuries Caused by Medical Devices and Other Objects: A Clinical Update [J]. The American journal of nursing, 2017, 117 (12).

[15] Davis JA, Leyden JJ, Grove GL, Raynor WJ. Comparison of disposable diapers with flfluff absorbent and flfluff plus absorbent polymers: effects on skin hydration, skin pH, and diaper dermatitis [J]. Pediatr Dermatol, 1989, 6: 102—108.

[16] Deflfloor T, Schoonhoven L, Fletcher J, et al. Statement of the European Pressure Ulcer Advisory Panel—pressure ulcer classifification: differentiation between pressure ulcers and moisture lesions [J]. J Wound Ostomy Continence Nurs, 2005, 32: 302—306.

[17] DELMORE, BARBARA ANN, AYELLO, ELIZABETH A. Pressure Injuries Caused by Medical Devices and Other Objects: A Clinical Update [J]. American Journal of Nursing: Official Magazine of the American Nurses' Associstion, 2017, 117 (12): 36—45.

[18] Derler S, Gerhardt LC. T bology of skin: review and analysis of experimental results for the friction coefficient of human skin [J]. Tribol Lett, 2012, 45 (1): 1—27.

[19] Dissemond J, Assenheimer B, Gerber V, et al. Moisture-associated skin damage (MASD): a best practice recommendation from wund-D. A. CH [J]. J Dtsch Dermatol Ges, 2021, 19 (6): 815—825.

[20] Edsberg Laura E. Black Joyce M. Goldberg Margaret McNichol Laurie Moore Lynn Sieggreen Mary. Revised National Pressure Ulcer Advisory Panel Pressure Injury Staging System [J]. Journal of Wound, Ostomy and Continence Nursing, 2016, 43 (6).

[21] Gerhardt L C, Strassle V, Lenz A, et al. Influence of epidermal hydration on the friction of human skin against textiles [J]. J R Soc Interface, 2008, 5 (28): 1317—1328.

[22] GRAY M, BLACK JM, BAHARESTANI MM, et al. Moisture-associated skin damage: overview and pathophysiology [J]. Journal of wound,

ostomy, and continence nursing: official publication of The Wound, Ostomy and Continence Nurses Society, 2011, 38(3): 233—241.

［23］Gray M, Bohacek L, Weir D, et al. Moisture vs pressure: making sense out of perineal wounds［J］. J Wound Ostomy Continence Nurs, 2007, 34（2）: 134—142.

［24］Gray M, Colwell JC, Doughty D et al. Peristomal moisture-associated skin damage in adults with fecal ostomies: a comprehensive review and consensus［J］. J Wound Ostomy Continence Nurs, 2013, 40（4）: 389—399.

［25］Honig PJ, Frieden IJ, Kim HJ, Yan AC. Streptococcal intertrigo: an underrecognized condition in children［J］. Pediatrics, 2003, 112: 1427—1429.

［26］Janniger CK, Schwartz RA, Szepietowski JC, Reich A. Intertrigo and common secondary skin infections［J］. Am Fam Physician, 2005, 72: 833—838.

［27］JM, Gray M, Blis DZ, et al. MASD Part 2: incontinence-associated dermatitis and intertriginous dermatitis: a consensus［J］. J Wound Ostomy Continence Nurs, 2011, 38（4）: 359—370.

［28］Kaya TI, Delialioglu N, Yazici AC, Tursen U, Ikizoglu G. Medical pearl: blue underpants sign—a diagnostic clue for Pseudomonas aeruginosa intertrigo of the groin［J］. J Am Acad Dermatol, 2005, 53: 869—871.

［29］Kennedy-Evans KL, Henn T, Levine N. Skin and wound care for the bariatric patient. In: Krasner DL, Rodeheaver G, Sibbald RG, eds. Chronic Wound Care: A Clinical Source Book for Healthcare Professionals. 4th ed. Malvern, PA: HMP Communications, 2007, 695—699.

［30］Kottner J, Everink I, van Haastregt J, et al. Prevalence of intertrigo and associated factors: a secondary data analysis of four annual multicentre prevalence studies in the Netherlands［J］. Int J Nurs Stud, 2020, 104: 103437.

［31］Lichterfeld A, Hauss A, Christian Surber C, et al. Evidence based skin care: a systematic literature review and the development of a basic skin care algorithm［J］. J Wound Ostomy Continence Nurs, 2015, 42（5）: 501—524.

［32］Maklebust J, Magnan MA. Risk factors associated with having a pressure ulcer: a secondary data analysis［J］. Adv Wound Care, 1994, 7: 25, 27—28, 31—34.

［33］Matsumura H, Imai R, Ahmatjan N, et al. Removal of adhesive wound dressing and its effects on the stratum corneum of the skin: comparison of eight different adhesive wound dressings［J］. Int wound J, 2014, 11（1）: 50—54.

［34］Mistiaen P, Poot E, Hickox S, Jochems C, Wagner C. Preventing and treating intertrigo in the large skin folds of adults: a literature overview. Dermatol

Nurs, 2004, 16: 43—46, 49—57.

[35] Mitchell A, Hill B. Moisture-associated skin damage: an overview of its diagnos is and management [J]. Br J Community Nurs, 2022, 25 (3): S12-S18.

[36] Morss-Walton PC, Yi JZ, Gunning ME, et al. Ostomy 101 for dermatologists: managing peristomal skin diseases [J]. Dermatol Ther, 2021, 34 (5): e15069.

[37] Mugita Y, Minematsu T, Huang L, et al. Histopathology of incontinence-associated skin lesions: inner tissue damage due to invasion of proteolytic enzymes and bacteria in macerated rat skin [J]. PLoS One, 2015, 10 (9): e0138117.

[38] Mugita Y, Minematsu T, Nakagami G, et al. Influence of digestive enzymes on development of incontinence-associated dermatitis: inner tissue damage and skin barrier impairment caused by lipidolytic enzymes and proteases in rat macerated skin [J]. Int Wound J, 2018, 15 (4): 623—632.

[39] Nagano M, Ogata Y, Ikeda M, et al. Peristomal moisture-associated skin damage and independence in pouching system changes in persons with new fecal ostomies [J]. J Wound Ostomy Continence Nurs, 2019, 46 (2): 137—142.

[40] Nybaek H, Bang Knudesen D, Norgaard L. Skin problems in ostomy patients: a case control study of risk factors [J]. Acta Dermato-Venereol, 2009, 89: 64—67.

[41] Palfreyman Simon. Patients at risk of pressure ulcers and moisture-related skin damage [J]. British journal of nursing (Mark Allen Publishing), 2016, 25 (12).

[42] Pather P, Hines S, Köck K, et al. Effectiveness of topical skin products in the treatment and prevention of incontinnence-associated dermatitis [J]. JBI Database system RevImplement Rep, 2017, 15 (5): 1473—1496.

[43] Pittman J, Rawl SM, Schmidt CM, et al. Demographic and clinical factors related to ostomy complications and quality of life in veterans with an ostomy [J]. J Wound Ostomy Continence Nurs, 2008, 35 (5): 493—503.

[44] (美) Sullivan MD et al 著, 程志祥, 等 (译). 国际疼痛研究协会疼痛定义修订版: 概念、挑战和折中 [J]. 中华疼痛学杂志, 2020, 16 (5): 341—348.

[45] Rohwer Kristi, Bliss Donna Z, Savik Kay. Incontinence-associated dermatitis in community-dwelling individuals with fecal incontinence [J]. Journal of wound, ostomy, and continence nursing: official publication of The Wound, Ostomy and Continence Nurses Society, 2013, 40 (2).

〔46〕Rohwer Kristi，Bliss Donna Z，Savik Kay. Incontinence-associated dermatitis in community-dwelling individuals with fecal incontinence〔J〕. Journal of wound，ostomy，and continence nursing：official publication of The Wound，Ostomy and Continence Nurses Society，2013，40（2）.

〔47〕Salmon N，Constantine L. Skin anatomy，Physioloy and assessment. 2011. www.rn.com/nursing-education/course-details/?course_id=2072. Last accessed June 8，2017.

〔48〕Tobin DJ. Introduction to skin aging〔J〕. J Tissue Viability，2017，26：37—46.

〔49〕Todar K. The normal bacterial flflora of humans. In：Todar's Online Textbook of Bacteriology. Published 2008. http：//www.textbookofbacteriology.net/ Accessed March6，2011.

〔50〕Voegeli D，Hillery S，et al. Prevention and management of moisture-associated skin damage〔J〕. Br J Nurs，2021，30（15）：S40-S46.

〔51〕Woo KY，Beeckman D，Chakravarthy D. Management of moisture associated skin damage：a scoping review〔J〕. Adv Skin Wound Care，2017，30（11）：494—501.

〔52〕Woodward S. Moisture associated skin damage：use of a skin protectant containing manuka honey〔J〕. Br J Nurs，2019，28（6）：329—335.

〔53〕Zimmerer RE，Lawson KD，Calvert CJ. The effects of wearing diapers on skin〔J〕. Pediatr Dermatol，1986，3：95—101.

〔54〕Zulkowski K. Understanding Moisture-Associated Skin Damage，Medical Adhesive-Related Skin Injuries，and Skin Tears〔J〕. Adv skin wound care，2017，30（8）：372—381.

〔55〕陈芳，刘瑜，何敬波.两种藏红花浸泡液联合应用在皮肤浸渍护理中的效果观察〔J〕.护理研究，2016，30（1C）：342—344.

〔56〕陈蒋虹，周幼峰，楼依琼.早期干预对老年患者失禁性皮炎的影响〔C〕//.2020长三角老年医学高峰论坛、浙江省老年医学学术大会、华东老年医学中心联盟会议、浙江省老年医学.

〔57〕丁红梅，卿鹏，刘玉玲，等.穴位敷贴结合药艾灸治疗失禁性皮炎的疗效观察〔J〕.上海护理，2018，18（11）：72—75.

〔58〕丁炎明.伤口护理学〔M〕.北京：人民卫生出版社，2017.

〔59〕丁炎明.造口护理学〔M〕.北京：人民卫生出版社，2017.

〔60〕董珊，袁玲，陈秋菊，等.肠造口周围潮湿相关性皮肤损伤预防与管理的最佳证据总结〔J〕.中华护理杂志，2022，57（02）：223—230.

〔61〕范东英，张丽平，展锐.中药治疗失禁性皮炎的研究进展〔J〕.甘肃

医药，2015，34（12）：901—902.

［62］高红芹，樊华，戴方园. 1 例肝切除术后胆汁大量外渗合并伤口愈合不良患者的伤口护理［J］.中国临床护理，2022，3（14）：196—198.

［63］顾梦倩，赵燕燕，陈圣枝，等. 2019 年版国际《压力性损伤的预防与治疗：临床实践指南》解读［J］.河北医科大学学报，2021，42（05）：497—500.

［64］郭政，王国年.疼痛诊疗学［M］.北京：人民卫生出版社，2016.

［65］国家卫生健康委办公厅.关于加强疫情期间医用防护用品管理工作的通知［EB/OL］.（2020-02-04）［2020-02-21］.http：//www.nhc.gov.cn/yzygj/s7659/202002/039b10b649c444 d7b39ad8a8b62e1c60.shtml.

［66］国家卫生健康委办公厅.关于进一步加强疫情防控期间医务人员防护工作的通知［EB/OL］.（2020-02-19）［2020-02-20］.http：//www.nhc.gov.cn/yzygj/s7659/202002/75c6e88ecbeb42a9a26acb538383e2fc.shtml.

［67］国家卫生健康委办公厅.新型冠状病毒感染的肺炎防控中常见医用防护用品使用范围指引［EB/OL］.（2020-01-27）［2020-02-20］.http：//www.nhc.gov.cn/yzygj/s7659/202001/e71c5 de925a64eafbe1ce790 debab5c6.shtml.

［68］国务院应对新型冠状病毒感染的肺炎疫情联防联控机制.不同人群预防新型冠状病毒感染口罩选择与使用技术指引［EB/OL］.（2020-02-04）［2020-02-20］.http：//www.nhc.gov.cn/jkj/s7916/202002/485e5bd019924087a5614c4f1 db135a2.shtml.

［69］韩济生.疼痛学［M］.北京：北京大学医学出版社，2011.

［70］侯银萌，李硕，王泠.潮湿相关性皮炎病理特征及护理研究进展［J］.护理学杂志，2020，35（19）：105—109.

［71］胡爱玲，郑美春，李伟娟.现代伤口与肠造口临床护理实践［M］.北京：中国协和医科大学出版社，2010.

［72］黄洁梅，宋宇芬，毛军英.失禁相关性皮炎的中西医防治研究进展［J］.当代护士（下旬刊），2017，09：22—25.

［73］黄琼蕾，金瑛.失禁相关性皮炎患者中西医护理研究进展［J］.中华现代护理杂志，2020（09）：1121—1126.

［74］蒋琪霞，蔡英华，徐娟，等.二、三级防护装备所致医护人员潮湿相关性皮肤损伤的现况分析及对策［J］.中华现代护理杂志，2021，27（2）：183—185.

［75］蒋琪霞，解怡洁，白育瑄，等.三种护理干预方法预防危重患者失禁相关性皮炎的临床研究［J］.中国全科医学，2022，25（22）：2569—2572.

［76］蒋琪霞，匡丹，王静，等.全国 52 所医院老年住院患者失禁相关性皮炎发生现况及影响因素分析［J］.中华现代护理杂志，2022，28（21）：

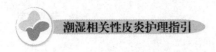

2843—2849.

[77] 蒋琪霞, 刘玉秀, 魏巍, 等. 新型冠状病毒感染疫情防控期间防护装备所致医护人员皮肤损伤的发生率及流行特征研究 [J]. 中国全科医学, 2020, 23 (09): 1083—1090.

[78] 蒋琪霞, 王建东, 董珊, 等. 两种皮肤保护方法在负压治疗慢性伤口中的应用研究 [J]. 中华护理杂志, 2020, 55 (1): 39—45.

[79] 蒋琪霞. 抗击新型冠状病毒防护设备引起医护人员皮肤损伤的防治策略 [J]. 中华现代护理杂志, 2020, 26 (8): 981—983.

[80] 蒋琪霞. 皮肤和伤口循证护理规范 [M]. 南京: 东南大学出版社, 2021.

[81] 金自卫. 24 例肠造口周围刺激性皮炎原因分析及护理 [J]. 当代护士 (专科版), 2010 (06): 37—39.

[82] 李红, 周望京, 叶建红. 中药白芨粉治疗失禁性皮炎的应用研究 [J]. 护理与康复, 2019, 18 (1): 74—75.

[83] 李会娟, 傅晓瑾, 路潜. 潮湿相关性皮肤损伤的评估与干预研究进展 [J]. 中国实用护理杂志, 2013, 29 (23): 62—65.

[84] 李凯薇, 孙玺荣. 大便失禁患者失禁性皮炎的护理研究现状 [J]. 当代护士 (上旬刊), 2021, 28 (11): 32—34.

[85] 李润, 杨支兰, 翟艳萍, 等. 液体敷料联合造口粉治疗失禁相关性皮炎效果的 Meta 分析 [J]. 循证护理, 2021, 7 (13): 1712—1719.

[86] 刘春娥, 王毅利, 张洁. 肠造口周围皮肤评估工具 DET/AIM 在临床应用的效果研究进展 [J]. 中国实用护理杂志, 2015, 31 (29): 2256—2258.

[87] 刘欢, 宁宁. 失禁性皮炎与压疮的临床鉴别研究新进展 [J]. 护士进修杂志, 2013, 28, (10): 878—881.

[88] 刘立. 护肤粉和皮肤保护膜治疗造口周围刺激性皮炎的效果观察 [J]. 护理研究 (上旬版), 2005, 56—57.

[89] 刘启慧, 肖淑立. 结构化皮肤护理方案在预防老年脑卒中患者失禁性皮炎中的应用效果 [J]. 护理实践与研究, 2022, 19 (3): 403—406.

[90] 刘延青. 实用疼痛学 [M]. 北京: 人民卫生出版社, 2013.

[91] 刘莺歌, 吴燕, 曹秋君, 邱群, 吕桂芬, 卜丽文, 顾佳妮. 饮食类型对造口周围潮湿相关性皮肤损伤的影响 [J]. 中国临床医学, 2021, 28 (03): 485—491.

[92] 刘中敏. 艾灸治疗失禁性皮炎护理体会 [J]. 实用中医药杂志 2015 (5): 465.

[93] 马燕君. 潮湿相关皮肤损伤的护理研究进展 [J]. 全科护理, 2014, 12 (18): 1637—1641.

［94］穆丽婷，尚婧彤，蒋晶红.中药紫草在皮肤护理中的应用研究进展［J］.2018, 26（1）112—113.

［95］裴丽媛.经皮经肝穿刺胆道引流术后针对引流管的护理干预措施对患者的影响［J］.临床护理, 2021, 19（11）: 150—154.

［96］沈凤，余晓英，彭东红.中西医综合医护措施干预老年失禁相关性皮炎临床研究［J］.2018, 26（1）112—113.

［97］沈红娟.1例膀胱癌放疗合并尿路造口周围潮湿相关性皮炎患者的护理［J］.饮食保健.2021, 43: 161—162.

［98］宋学军，樊碧发，万有，等.国际疼痛学会新版疼痛定义修订简析［J］.中国疼痛医学杂志, 2020, 26（9）: 641—644.

［99］孙丽丽，张丽丽.失禁相关性皮炎的危险因素及护理现状［J］.天津护理, 2020, 28（02）: 241—243.

［100］孙颖.神经外科失禁性皮炎患者应用针对性护理的效果及对IAD 发生率的影响［J］.当代护士（上旬刊), 2020, 27（02）: 66—68. DOI: 10.19791/j.cnki.1006—6411.2020.04.028.

［101］王春雨，黄维肖，袁义厘.失禁性皮炎皮肤损伤评估量表的汉化及信度、效度评价［J］.中国护理管理.2016, 16（3）: 337—340.

［102］王泠，胡爱玲.伤口造口失禁专科护理［M］.北京: 人民卫生出版社, 2018.

［103］王泠，郑小伟，马蕊，等.国内外失禁相关性皮炎护理实践专家共识解读［J］.中国护理管理, 2018, 18（1）: 13—16.

［104］王伟，吴清霞.临床疼痛管理研究进展［J］.护理学杂志, 2016, 31（4）.

［105］王莺.紫草油防治老年患者失禁相关性皮炎 100 例［J］.浙江中医杂志, 2017, 52（10）: 735.

［106］韦汶伽.康复期患者失禁性皮炎的预防及护理［J］.临床护理, 2016, 10（22）: 207.

［107］吴娟，张娜，单君，等.危重症患者失禁相关性皮炎影响因素分析［J］.中华现代护理杂志 2014, 20（21）: 2677—2679.

［108］吴庆珍，刘晶晶，陈桂莲，等.直肠癌永久性造口患者造口周围皮炎风险的影响因素研究［J］.中华保健医学杂志, 2022, 24（2）: 162—164.

［109］谢春晓，张娜，吴娟.失禁患者发生失禁相关性皮炎危险因素的Logistic 回归分析［J］.护理学报, 2013, 20（22）: 4—7.

［110］谢建仪，吁英，黎海阳.腹部联合肛周穴位按摩预防重症脑卒中大便失禁患者失禁性皮炎的效果观察［J］.护理学报, 2017, 24（19）: 55—58.

［111］谢晓韵，崔巍巍.1例脑梗死高龄女性患者失禁性皮炎的个性化结

构化皮肤护理 [J].当代护士,2021,28(7):142—144.

[112]谢元元.失禁性皮炎的护理模式探讨 [J].实用临床护理学电子杂志,2017,2(35):195—196.

[113]徐洪莲,王静.常见伤口解析与护理 [M].上海:复旦大学出版社,2019.

[114]徐慧敏,吴娟,卢丽华,等.两种失禁性皮炎风险评估工具在失禁患者中信效度的比较 [J].中国实用护理杂志,2017,33(19):1446—1449.

[115]徐晶晶,贾静,仇晓溪.失禁病人发生失禁性皮炎的危险因素分析 [J].护理研究,2016,30(5):597—599.

[116]杨宝莲,袁源,郭梅兰.传统中药制剂湿毒散治疗失禁性皮炎临床效果观察研究 [J].中国医学创新,2021,28:162—165.

[117]杨龙飞,齐敬晗,刘佳琳,等.压力性损伤预防和治疗循证指南的意见总结 [J].护理研究,2022,36(6):1008—1015.

[118]杨亚平,王静,孙颖.抗疫一线医护人员潮湿相关性皮炎的调查研究 [J].上海护理(增),2021,11(21):231—232.

[119]益伟清,张翠红,黄慧佳.老年失禁相关性皮炎护理研究进展 [J].全科护理,2020,18(3):290—293.

[120]袁秀群,孟晓红,杨艳.失禁性皮炎护理的研究进展 [J].解放军护理杂志,2017,34(9):51—55.

[121]张娟,罗兰霞,何凡.失禁性皮炎国外临床护理进展 [J].检验医学与临床,2016,13(11):1586—1588.

[122]张润节,郭彤,刘心菊,等.两部压力性损伤相关指南推荐意见的解读 [J].护理研究,2020,34(24):4319—4323.

[123]张颖洁.老年患者失禁相关性皮炎风险因素的分析性研究 [D].锦州医科大学,2016.

[124]郑萍萍,刘莎,陈芳.潮湿环境相关性皮肤损伤问题及护理对策研究 [J].循证护理,2017,3(5):485—488.

[125]郑薇,聂红霞.失禁相关性皮炎评估与预防的新进展 [J].当代护士.2018,25(24):20—21.

[126]郑怡群,张慧娟,周玉意.ICU患者失禁相关性皮炎现况调查及危险因素分析 [J].中国护理管理,2018,18(4):488—492.

[127]中华护理学会.成人肠造口护理 [EB/OL].(2020-01-03)[2021-06-07].http//www.zhhlxh.org.cn/cnaWebcn/article/2127.

[128]中华护理学会静脉输液治疗专业委员会,临床静脉导管维护操作专家共识 [J].中华护理杂志,2019,54(9):1334—1342.

[129]中华中医药学会皮肤科分会.湿疹(湿疮)中医诊疗专家共识

[J].中国中西医结合皮肤性病学杂志,2021,20(5)517—520.

[130]周国明.对国际疼痛学会疼痛新定义的看法[J].中华疼痛学杂志,2020,16(6).

[131]朱海燕,常丽萍.中医药治疗失禁相关性皮炎的研究进展[J].世界最新医学信息文摘,2021,21(66):38—40.